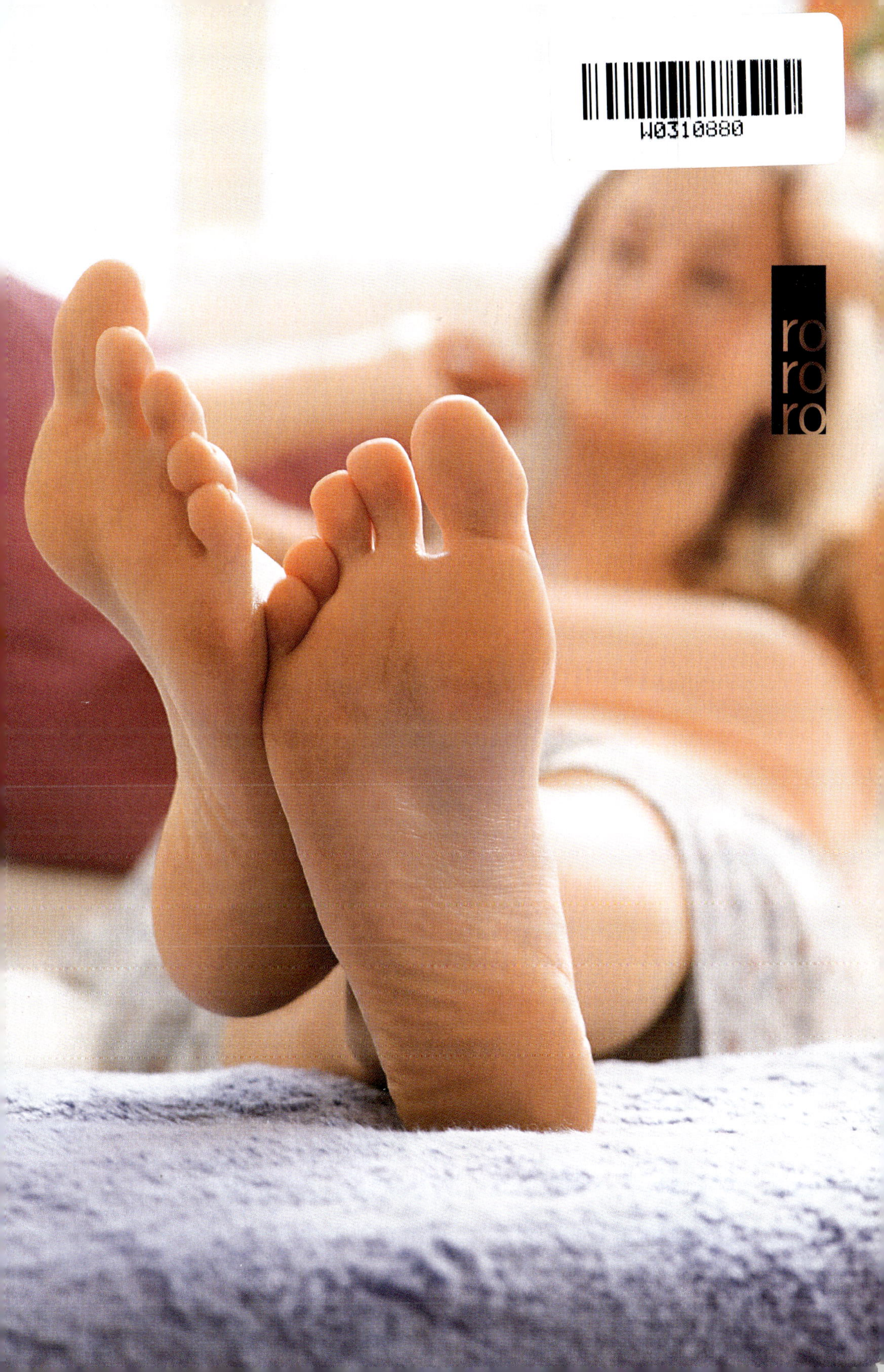
rororo

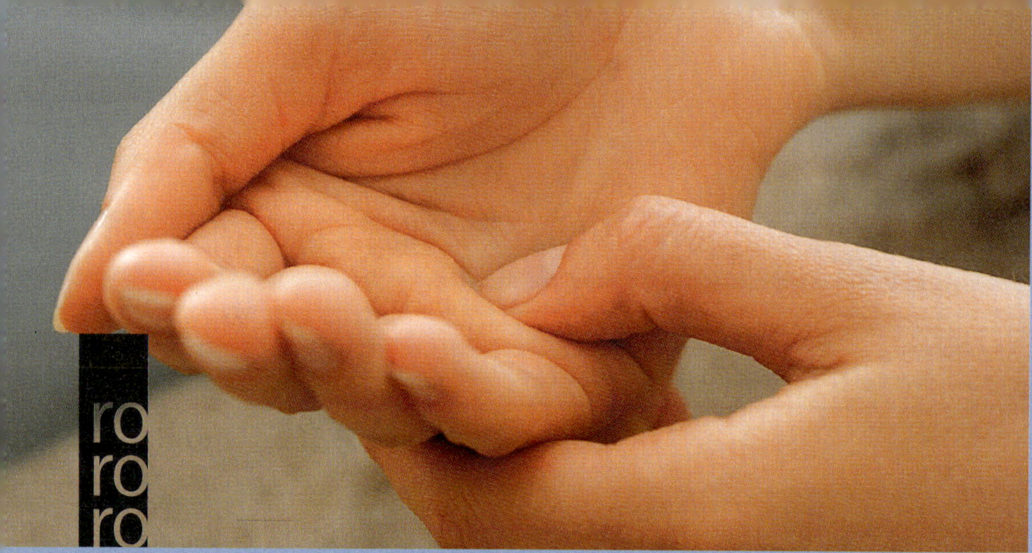

Aus dem Englischen von Thorsten Schmidt

Zu diesem Buch

Ob bei Erkältungen, Flugangst, Verdauungsproblemen, Kopfschmerzen oder einfach nur zum Entspannen – Reflexzonenmassagen sind vielfältig anwendbar und tragen zur Verbesserung des allgemeinen Wohlbefindens bei. Mit diesem Ratgeber lernen Sie auf leicht verständliche Art und Weise die Techniken der Reflexzonenmassage kennen. Bereits mit einigen wenigen Handgriffen können Sie zu Hause, unterwegs oder im Büro Beschwerden lindern! Ergänzt durch Tipps zu ausgewogener Ernährung, Stressvermeidung und Krankheitsvorbeugung, wird dieses Buch zu einem Leitfaden für eine gesunde Lebensweise.

Zur Autorin

Ann Gillanders arbeitet seit über 20 Jahren als Therapeutin und Ausbilderin für Reflexzonenmassagen in England. Sie hat bereits mehrere sehr erfolgreiche Bücher zum Thema Reflexzonenmassage veröffentlicht und leitet seit einigen Jahren die British School of Reflexology. Die Autorin lebt in Essex.

Ann Gillanders

Reflexzonen-massage

Fit in 5 Minuten

Gegen Stress, Kopfschmerzen, Verspannungen

Rowohlt Taschenbuch Verlag

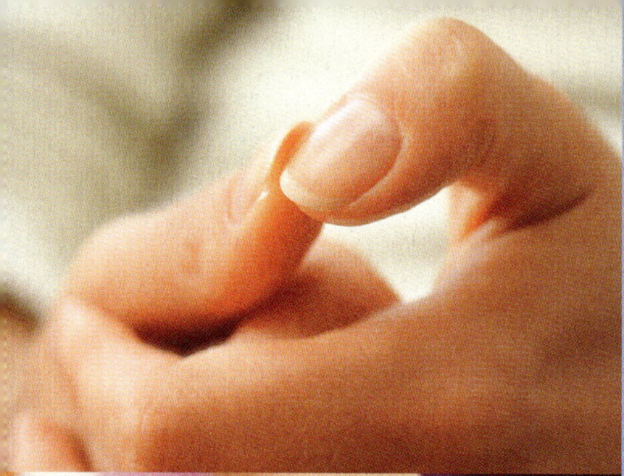

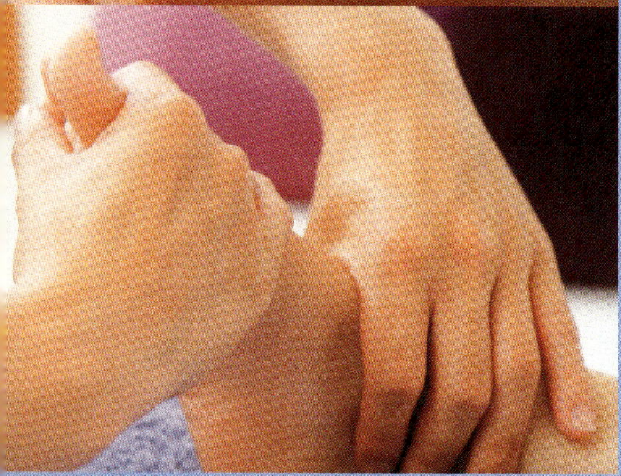

Inhalt

Die Originalausgabe erschien 2002
unter dem Titel «Reflexology.
Simple routines for home, work & travel»
im Verlag Gaia Books Ltd., London

Deutsche Erstausgabe
Veröffentlicht im
Rowohlt Taschenbuch Verlag GmbH,
Reinbek bei Hamburg, Juni 2003

Redaktion Julia Vorrath
Umschlaggestaltung any.way,
Barbara Hanke/Martina Kloke
(Foto: Photonica, Neo Vision)
Satz Photina und Lubalin PostScript
Gesamtherstellung Clausen & Bosse, Leck
Printed in Germany
ISBN 3 499 61504 5

Die Schreibweise entspricht den Regeln
der neuen Rechtschreibung.

Einleitung: Wie Sie dieses Buch richtig benutzen

Dieses Buch stellt Ihnen Techniken der Reflexzonenmassage vor, die Sie mühelos in Ihren hektischen Alltag integrieren können – angefangen bei dem Moment, wenn Sie morgens aufwachen, bis Sie abends wieder die Augen schließen. Außerdem bekommen Sie Gesundheitstipps und Anregungen für einfache, naturheilkundliche Behandlungen. Das Buch ist sowohl ein handliches Nachschlagewerk als auch ein Lifestyle-Führer: Sie können ganz gezielt einen Blick hineinwerfen, wenn Sie bestimmte Beschwerden lindern möchten, aber es auch als Leitfaden für eine gesunde Lebensweise benutzen, der Sie durch den ganzen Tag begleitet.

Da man die Füße in der Regel nur dann in Ruhe behandeln kann, wenn man sich zu Hause entspannt, hat die Autorin zusätzlich einfache Handmassagen ausgewählt, die sich sehr gut zur Selbstanwendung während des Tages eignen. Die Fußreflexzonenmassage bleibt den Abenden und den Wochenenden vorbehalten, wenn Sie Zeit haben, sich wirklich zu entspannen und die

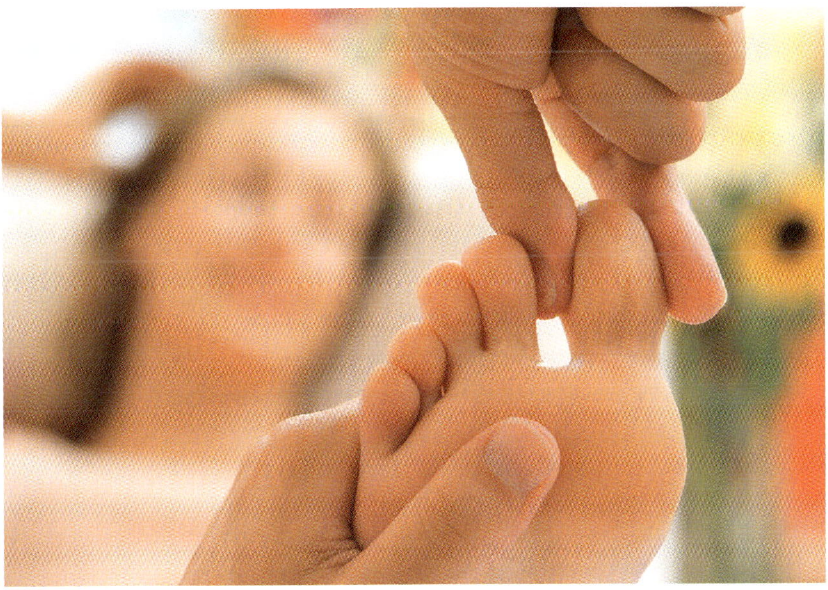

Behandlung gemeinsam mit einem Partner durchführen zu können.
In Kapitel 1 werden die Wirkungsweise der Reflexzonenmassage und die allgemeinen Techniken erklärt, die Sie brauchen, um sich selbst oder jemand anderen zu behandeln. Sie sollten dieses Kapitel unbedingt lesen, bevor Sie eine der vorgestellten Behandlungsmethoden ausprobieren. Kapitel 2 zeigt Ihnen, wie Sie sich mit bestimmten Handübungen für den Tag rüsten können. Kapitel 3 hilft Ihnen dabei, jede Reise so angenehm und entspannt wie möglich zu gestalten; und Kapitel 4 wappnet Sie für Ihren Arbeitsalltag, während Sie sich mit den Tipps in Kapitel 5 so richtig vom Alltagsstress erholen können. In Kapitel 6 finden Sie

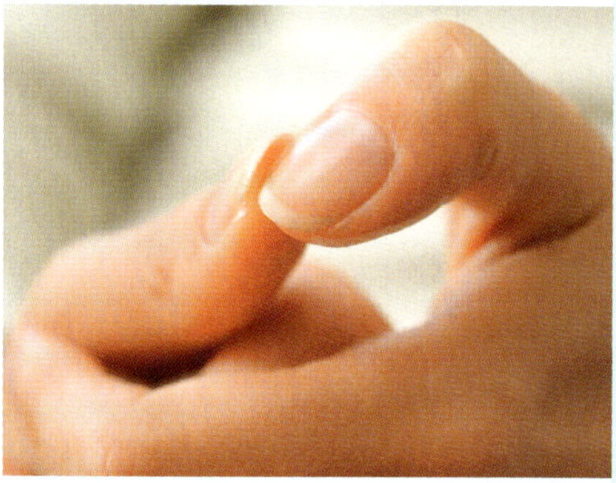

Techniken zur gezielten Behandlung und Vorbeugung bestimmter Beschwerden mittels der Fußreflexzonenmassage. Abschließend stellen wir Ihnen die komplette Hand- und Fußmassage vor.

Achtung! **Dieses Buch kann nicht die medizinische Behandlung unter Aufsicht eines fachkundigen Arztes ersetzen. Bevor Sie eine laufende Therapie verändern, sollten Sie Ihren Arzt konsultieren. Auch wenn die Reflexzonenmassage eine äußerst sichere Behandlungsmethode ist, sollten Sie fachkundigen Rat einholen, wenn Sie bereits erkrankt sind. Dies gilt besonders dann, wenn Sie (oder die zu behandelnde Person) an Diabetes, Thrombose oder Venenentzündung leiden oder wenn bei Ihnen eine konventionelle Krebstherapie durchgeführt wird. Behandeln Sie niemals Menschen während der akuten Phase einer Infektionskrankheit, und halten Sie immer Rücksprache mit einem professionellen Reflexzonenmasseur, bevor Sie eine Frau während der ersten 14 Schwangerschaftswochen massieren, insbesondere wenn sie schon einmal eine Fehlgeburt hatte. Die Anwendung der Ideen und Informationen, die in diesem Buch enthalten sind, unterliegt gänzlich dem eigenen Ermessen und Risiko des Lesers.**

Wann Reflexzonenmassage gut tut

Die Reflexzonenmassage ist ein Naturheilverfahren, das besonders gut gegen Stress und Anspannungen im hektischen Alltag wirkt. Leicht in der Anwendung und tief entspannend, stärkt sie die Selbstheilungskräfte unseres Körpers.

Stress verstehen

Unser häufig turbulenter Lebensstil regt unseren Organismus in höchstem Maße an, aber wir sind oft nicht dazu in der Lage oder vergessen es einfach, uns richtig zu entspannen: Wir haben uns daran gewöhnt, in einem Zustand permanenter Anspannung zu leben, und glauben, dass wir in unserem Alltagsleben viel Stress brauchen, um «normal» funktionieren zu können. Stress in Maßen ist eine positive Kraft in unserem Leben, die unsere Motivation kräftig ankurbeln kann. Im Allgemeinen wirken die Zwänge des Alltags aktivierend und stimulierend: Sie sorgen dafür, dass wir pünktlich zur Arbeit kommen oder erfolgreich ein Dinner für Freunde organisieren.
Trotzdem empfinden wir Stress oft als einen äußerst negativen Einfluss in unserem Leben. Wie häufig hören wir uns selbst oder unsere Freunde sagen: «Ich kann nicht kommen – ich hatte einen stressigen Arbeitstag und bin völlig erledigt», «Ich fühle mich gestresst», «Auto fahren zu Stoßzeiten ist mir einfach zu anstrengend» oder «Ich brauche ein wenig Zeit für mich, um abzuschalten»?
Zu viel Stress kann die normale Funktionsweise des Körpers stören; dies wirkt sich in der Regel nachteilig auf den Schlaf, den Verdauungstrakt und das Immunsystem aus und kann Angst oder in einigen Fällen sogar Depressionen verursachen.

Überreaktion

Wenn wir sehr beschäftigt sind, reagieren wir selbst bei kleinsten Anlässen sehr gereizt. Eine ständige körperliche oder emotionale Überreaktion auf die täglichen Anstrengungen führt zu starker Anspannung und unnötiger Aggression: Ein Wutanfall im Berufsverkehr, Tränen bei einem Computerausfall oder das Anraunzen der Bedienung in einem Restaurant sind dafür klassische Beispiele. Es erschöpft einen nicht nur, wenn man sich ständig gereizt fühlt, es wirkt sich langfristig auch ungünstig auf die

Gesundheit aus. Das hängt damit zusammen, dass der Körper instinktiv auf hohen Stress reagiert, indem er Ressourcen von weniger lebenswichtigen Funktionen umleitet zu den Körperregionen, die nun am dringendsten gebraucht werden, um sich in der Situation behaupten oder sich ihr entziehen zu können. Dies wiederum schwächt das Immunsystem und macht uns anfälliger für Krankheiten – wer erschöpft und gestresst ist, bekommt eher eine Grippe als derjenige, der entspannt und zufrieden durchs Leben geht. Wer häufig krank ist oder an einer stressbezogenen Krankheit leidet wie etwa Migräne, Asthma, Hautkrankheiten, hohem Blutdruck oder Reizdarm, sollte der Ursache der Erkrankung auf den Grund gehen und nicht bloß die unmittelbaren körperlichen Symptome behandeln.

Stressbewältigung mit Reflexzonenmassage

Die seit Jahrhunderten praktizierte Reflexzonenmassage eignet sich hervorragend für die Behandlung und zur Vorbeugung stressbedingter Probleme, denn sie behebt nicht nur die unmittelbaren körperlichen Beschwerden, sondern hilft dem Patienten auch, sich zu entspannen, wodurch sie die tiefere Ursache, nämlich Stress, abzubauen hilft.

Die Reflexzonenmassage nimmt also den gesamten Körper des Menschen in den Blick und nicht nur das lokale Symptom.

Die Reflexzonenmassage ist eine sehr zuverlässige, nichtinvasive Therapie, bei der sanfter Druck auf bestimmte Reflexpunkte an Füßen und Händen ausgeübt wirkt. Jeder Reflexpunkt entspricht einem Körperteil bzw. einem Organ (siehe S. 30). Durch das Stimulieren dieser Reflexpunkte werden die Nervenenden und der Blutkreislauf angeregt sowie Stress und körperliche Verspannungen gemildert.

Obwohl eine Fußmassage die wirksamste Form der Reflexzonenmassage darstellt, können Sie auch viele Handübungen selbst durchführen, um sich zu entspannen oder Probleme wie Migräne, Magenverstimmung und Rückenschmerzen zu lindern.

Halten Sie einen Augenblick inne und überlegen Sie, zu welcher Tageszeit Sie sich erschöpft fühlen und Ihre Konzentrationsfähigkeit anfängt nachzulassen. Wenn Sie zu Beginn des Tages einen Energieschub brauchen, sollten Sie morgens eine schnelle 5-Minuten-Übung ausprobieren, um den Kreislauf in Schwung zu bringen; konzentrieren Sie sich dabei auf die Wirbelsäulenzone Ihrer Hände (siehe S. 34). Die Auslösung des Wirbelsäulenreflexes regt alle

Körperfunktionen dazu an, harmonisch zusammenzuwirken.
Viele Menschen spüren nach dem Mittagessen einen Energieabfall. Wenn Sie sich nachmittags häufig erschöpft fühlen, könnte Ihr Verdauungstrakt das Problem sein – vielleicht haben Sie Ihr Mittagessen nur hastig an Ihrem Schreibtisch hinuntergeschlungen, statt sich Zeit dafür zu nehmen. Massieren Sie fünf bis zehn Minuten lang die Reflexzonen von Leber, Magen und Darm, um sich Erleichterung zu verschaffen. Sich selbst den Luxus einer kleinen Massage zu gönnen hebt auch die Arbeitsmoral, und Sie werden feststellen, dass Sie mit einer viel positiveren Einstellung an den Rest des Tages herangehen können. Wenn Sie einen besonders anstrengenden Arbeitstag hatten, bitten Sie Ihren Partner oder eine(n) Freund(in) darum, Ihnen eine komplette Fußreflexzonenmassage zu Hause zu geben (siehe S. 142 f). Sie brauchen dazu lediglich einen bequemen Sessel oder ein Sofa und ein paar Kissen, um die Füße hochzulegen. Sie werden nicht nur die angenehmen Wirkungen der Reflex zonenmassage selbst verspüren, sondern auch Wohlbehagen aufgrund der heilenden Kraft der Berührung empfinden. Wenn Sie sehr eingespannt sind und abends zu Veranstaltungen gehen müssen, sollten Sie am Wochenende Zeit einplanen und sich abwechselnd gegenseitig massieren.

Überprüfen Sie Ihren Lebensstil

Da die Reflexzonenmassage eine ganzheitliche Therapie ist, sollten Sie auch Ihren allgemeinen Lebenswandel überdenken, wenn Sie Ihre Beschwerden lindern wollen. Leiden Sie zum Beispiel an stressbedingter Migräne, sollten Sie sich fragen, welche einfachen Schritte Sie unternehmen können, um in Ihrem Leben unnötigen Stress zu vermeiden. Oft genügen einige einfache Veränderungen: Vielleicht bügeln Sie Ihr Hemd oder bereiten das Mittagessen für den nächsten Tag schon am Vorabend zu, sodass Sie morgens weniger erledigen müssen. Manchmal müssen Sie sich jedoch grundlegender mit Ihrem Leben auseinander setzen und sich z. B. einen neuen Arbeitsplatz suchen oder einen Wohnungswechsel in Betracht ziehen.

Entspannen lernen

Sie müssen darüber hinaus vor allem lernen, sich richtig zu entspannen, da dies der Schlüssel zu innerer Ausgeglichenheit ist. Wenn Sie entspannt sind, können Sie Probleme richtig einordnen, angestauten Ärger freisetzen und Ihre

Gesundheit erhalten. Nehmen Sie sich unbedingt jeden Tag Zeit, um abzuschalten. Meditation, Yoga und Tai-Chi sind hervorragende Methoden, um die Sorgen des Alltags hinter sich zu lassen. Wenn Sie lieber ruhig allein zu Hause bleiben möchten, verdunsten Sie ein paar Tropfen ätherisches Rosen-, Neroli-, Ylang-Ylang- oder Lavendelöl in einer Duftlampe, während Sie Ihrer Lieblingsmusik lauschen oder einen Roman lesen.

Sich fit halten

Sie sollten sich unbedingt regelmäßig bewegen und Sport treiben, um all die überschüssige Energie abzubauen, die Ihr Körper produziert, wenn er unter Stress steht. Sie haben dann auch das Gefühl, tagsüber über mehr Energie zu verfügen, und können nachts besser schlafen. Joggen, schnelles Gehen, ein Besuch im nächstgelegenen Fitnessstudio oder Schwimmbad eignen sich ausgezeichnet zum Stressabbau, und das Gleiche gilt für Aerobic, asiatische Kampfsportarten oder Tanzen. Wenn Sie an bestimmten Tagen keine Lust auf Bewegung haben, schreien Sie Ihren Frust einfach unter Ihrer Bettdecke heraus – alles ist besser, als ihn herunterzuschlucken!

Gesunde Ernährung

Eine ausgewogene Ernährung ist der Schlüssel zu guter Gesundheit (siehe auch S. 93 ff). Essen Sie jeden Tag viel frisches Obst und Gemüse, möglichst roh, und zusätzlich Hülsenfrüchte, Körner, Vollkornbrot und Reis. Außerdem sollten Sie jeden Tag mindestens 2 Liter reines, gefiltertes Wasser trinken. Versuchen Sie das meiste davon morgens zu sich zu nehmen, damit Ihre Nieren nicht spätabends noch auf Hochtouren arbeiten und Sie in der Nacht aufstehen und auf die Toilette gehen müssen.

Meiden Sie möglichst alle tiefgefrorenen und verarbeiteten Lebensmittel, da sie physiologisch oft wertlos sind und dafür hohe Mengen an Salz, gesättigten Fetten, Zucker, künstlichen Geschmacksverstärkern und Konservierungsmittel enthalten. Diese Substanzen können das Immunsystem schwächen. Erwägen Sie auch, ein Mineral- oder Vitaminergänzungspräparat einzunehmen, da die heutigen Nahrungsmittel oft mit Pestiziden oder Dünger behandelt worden sind oder vorzeitig wegen der langen Transportwege geerntet wurden und deswegen einen Teil ihres Nährwertes verloren haben. Versuchen Sie, möglichst viele ökologische Nahrungsmittel aus regionalem Anbau zu essen.

Ausschlafen

Regelmäßig tief und fest schlafen zu können ist für unser Wohlbefinden von zentraler Bedeutung. Einige Menschen brauchen mehr bzw. weniger Schlaf als andere, aber acht Stunden sind empfehlenswert und reichen im Allgemeinen auch aus. Wenn Sie Schlafprobleme haben (siehe S. 99 ff), sollten Sie sich vor dem Zubettgehen richtig entspannen. Ein wohltuendes, aromatherapeutisches Bad oder eine Massage (S. 93) sind oft hilfreich.

Reflexzonenmassage und andere Therapien

Die Reflexzonenmassage kann zusammen mit den meisten anderen alternativen Heilverfahren wie Aromatherapie, Massage, Reiki, Shiatsu, Akupunktur, Akupressur oder Yoga problemlos angewandt werden. Die Reflexzonenmassage lässt sich auch mit Homöopathie oder Kräuterheilkunde kombinieren; dennoch sollten Sie immer vorher Ihren Hausarzt konsultieren.

Aromatherapie

Ätherische Öle lassen sich äußerst vielseitig einsetzen: z. B. in beruhigenden Heilbädern, für Inhalationen, Massagen, warme und kalte Kompressen und in Hautpflegeprodukten, aber auch zum Reinigen und Auffrischen der Luft in den eigenen vier Wänden. Abgesehen von einigen Ausnahmen wie Lavendel- und Teebaumöl, sollten Sie ätherische Öle immer verdünnen, bevor Sie sie auf die Haut auftragen. Halten Sie sich an die Gebrauchsanweisung, die jedem Öl beigefügt ist, denn einige Öle sind toxisch und können bei zu hoher Dosierung Übelkeit auslösen.

Für die Reflexzonenmassage selbst sollten Sie niemals Öle verwenden, da sie eine wirksame Stimulation der Reflexpunkte verhindern und die Haut schlüpfrig machen. Stattdessen können Sie während der Behandlung ein paar Tropfen eines ätherischen Öls in einer Duftlampe verdunsten lassen. So wecken zum Beispiel Bergamott- oder Grapefruitöl ermattete Lebensgeister und geben Ihnen neue Energie, während Lavendel- und Ylang-Ylang-Öl die Entspannung fördern.

Massage

Die klassische Massage eignet sich hervorragend zum Stressabbau und lindert Verspannungen im Schulter- und Nackenbereich sowie allgemeine Schmerzen und Steifheit und wirkt in Verbindung mit Reflexzonenmassage besonders gut. Nach einer Fußreflexzonenmassage sollten Sie den Masseur bitten, jene Körperteile zu massieren, deren entsprechende Fußzonen besonders schmerzhaft oder verspannt waren. Oftmals brauchen Schultern, Rücken und Nacken spezielle Aufmerksamkeit (siehe S. 93). Massieren Sie den Körper mit der Handfläche. Geben Sie probehalber ein paar Tropfen ätherisches Öl in Ihr Basisöl wie z. B. Mandelöl, um die Wirkung der Massage zu verstärken. Nelkenöl eignet sich vor allem bei Verspannungen und Entzündungen im Bereich der Wirbelsäule; Lavendelöl wirkt allgemein entzündungshemmend und fördert den Schlaf. Eine Reflexzonenmassage mit anschließender Aromatherapie-Massage kann sich besonders günstig auf Schlafstörungen auswirken (siehe auch S. 99 f).

Meditation

Wenn es Ihnen schwer fällt, abzuschalten und innerlich zur Ruhe zu kommen, versuchen Sie es doch einmal mit Meditation (siehe S. 92). Ziehen Sie sich in ein ruhiges, warmes Zimmer zurück und lassen Sie ein paar Tropfen Ihrer bevorzugten Duft- oder ätherischen Öle verdunsten. Vielleicht bauen Sie einen kleinen «Altar», auf den Sie sich konzentrieren können. Stellen Sie einfache Gegenstände darauf wie etwa eine brennende Kerze oder ein paar frische Blumen. Setzen Sie sich davor und meditieren Sie

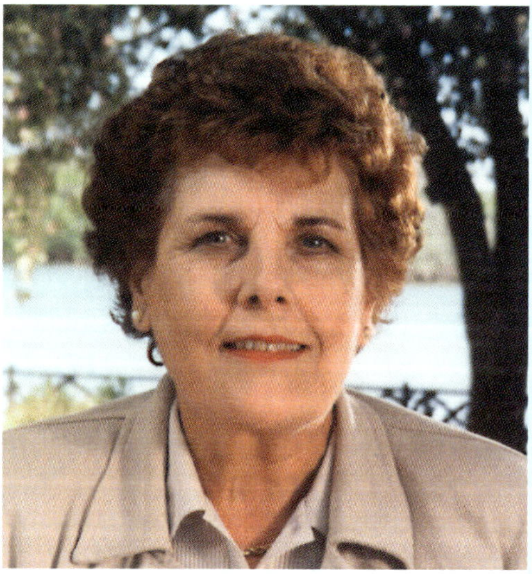

zunächst 10 bis 15 Minuten; verlängern Sie diese Zeitspanne dann allmählich auf 30 Minuten. Jeden Tag ein paar Minuten in Stille zu verharren fördert gedankliche Klarheit, löst körperliche Verspannungen und lädt die Batterien wieder auf.

Ein gesundes, glückliches Leben

Sie werden feststellen, dass die Reflexzonenmassage in Verbindung mit ausgewogener Ernährung, regelmäßiger Bewegung und erholsamem Schlaf Ihr Leben dauerhaft verändern wird: Sie werden sich tatkräftiger, ausgeglichener und gesünder fühlen. Ein paar Minuten Zeit täglich und der Wunsch, Ihr Leben aktiv zu gestalten, sind alles, was Sie dazu brauchen.

Dieses Buch begleitet Sie durch den Tag; jedes Kapitel zeigt Ihnen, wie Sie einfache, aber wirkungsvolle Veränderungen an Ihrem Alltagstrott vornehmen können. Dazu gehört die schnelle, belebende 5-Minuten-Reflexzonenmassage beim Aufstehen ebenso wie Ernährungstipps, Ratschläge für lange Reisen und Behandlungen für spezifische Probleme wie Rückenschmerzen, Panikattacken, Ermüdung der Augen und Verdauungsstörungen. Doch bevor Sie erfahren, wie Sie das Leben auf der Überholspur meistern können, sollten Sie sich in Kapitel 1 mit den Grundlagen der Reflexzonenmassage vertraut machen.

Ann Gillanders.

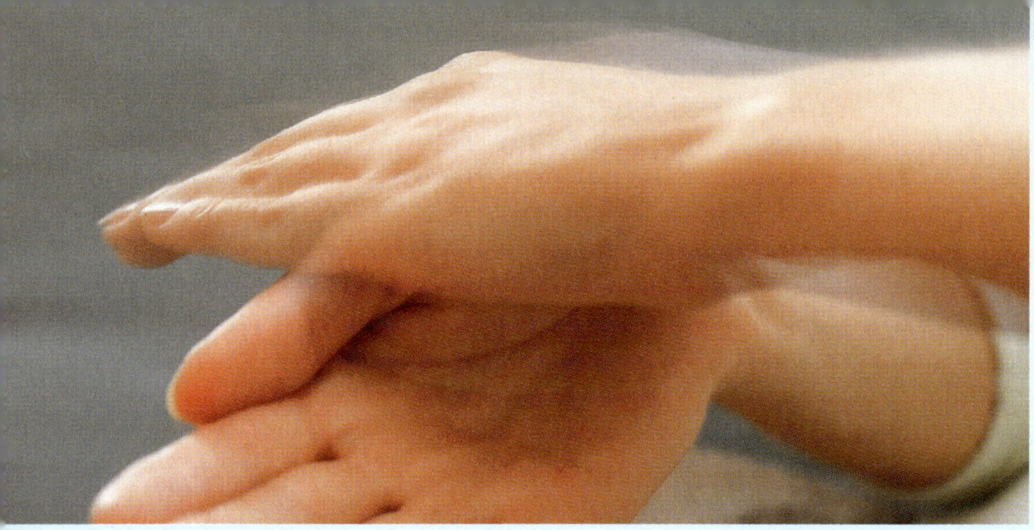

Reflexzonen-massage

Grundlagen, Wirkungsweise, Techniken

Es gibt Tausende von stecknadelkopfgroßen Reflexpunkten an den Füßen und Händen, die mit verschiedenen Organen, Funktionen und Körperregionen in Verbindung stehen. Bei der Reflexzonenmassage wird auf diese Punkte Druck ausgeübt, umso das Nervensystem und die entsprechende Körperregion zu stimulieren.

Durch den Druck auf die Reflexpunkte an der Ober- und Unterseite sowie der Innen- und Außenseite von Füßen und Händen hilft die Massage dem Körper, Giftstoffe auszuschwemmen, Verspannungen zu lösen und sein natürliches Gleichgewicht wiederherzustellen.

Wenn ein Körperteil entzündet, geschwollen oder verspannt ist, reagieren die ihm entsprechenden Reflexpunkte empfindlich auf Druck. So geben unsere Füße und Hände zuverlässig Aufschluss über unsere Gesundheit (siehe die Karten S. 30 ff) und können frühzeitig vor Krankheiten warnen.

Mit Hilfe der Reflexzonenmassage ist es möglich, auch frühere körperliche Verletzungen festzustellen, da im Körper verbleibendes Narbengewebe die Sensibilität der Reflexpunkte erhöht.

Die Reflexzonenmassage selbst ist Jahrtausende alt: Inschriften im *Grab der Ärzte* im altägyptischen Ankomohor aus dem Jahr 2330 v. Chr. beweisen, dass schon damals Menschen an Händen und Füßen behandelt worden sind. Auch chinesische Akupunkteure benutzten die Reflexzonenmassage bereits im 4. Jahrhundert v. Chr. als komplementäres Behandlungsverfahren. Nachdem sie die Akupunktur-Nadeln gesetzt hatten, übten sie direkten Druck mit den Fingern auf die Füße aus, um Energie freizusetzen und den Heilungsprozess zu unterstützen.

Im Westen führte die amerikanische Physiotherapeutin Eunice Ingham die moderne Reflexzonenmassage um 1930 ein. Sie bezog ihr Wissen aus antiken Fußkarten, deren Technik sie im Laufe der Jahre verfeinerte. Heute wird die Reflexzonenmassage in der ganzen Welt gelehrt und praktiziert, und sie ist zu einer der populärsten Methoden der alternativen Medizin avanciert.

So wirkt die Reflexzonenmassage

Obwohl der Wirkungsmechanismus von Reflexzonenmassage, Akupunktur und ähnlichen Therapien wissenschaftlich noch nicht endgültig erklärt werden konnte, bietet das zelluläre Gedächtnis – die Art und Weise, wie das Gehirn Informationen speichert und abruft – doch plausible Hinweise: Weil das Gehirn all unsere Erfahrungen speichert, erinnert es sich auch an Begebenheiten und Ereignisse, von denen wir eigentlich glaubten, sie längst vergessen zu haben.
Aus diesem Grund verspüren z. B. Menschen, die einen Arm oder ein Bein verloren haben, oftmals einen Phantomschmerz, während sich andere unter Hypnose an traumatische und verdrängte Ereignisse der Vergangenheit erinnern können. Das lässt den Schluss zu, dass auch bei körperlichen Beschwerden oder Erkrankungen das Gefühl der Entzündung, Verspannung und Schwellung als Gedächtnisspur in den Hirnzellen zurückbleibt.
Die Hand- und Fußreflexpunkte, die dem erkrankten Körperteil entsprechen, reagieren sensibler, wenn Druck auf sie ausgeübt wird. Werden sie massiert, sendet das Nervensystem eine neue Nachricht an das Gehirn, das die schmerzhaften Nervensignale korrigiert. Bei wiederholter Behandlung verändert sich so das zelluläre Gedächtnis, und die normale Körperfunktion wird wiederhergestellt. Die Reflexpunkte, die zuvor hoch empfindlich waren, sprechen nun ebenfalls nicht mehr an.

Linke und rechte Seite

Stellen Sie sich eine Linie vor, die durch die Mitte Ihres Körpers verläuft. Die rechte Körperhälfte entspricht den Reflexpunkten auf dem rechten Fuß und der rechten Hand, während die linke Körperhälfte mit den Reflexzonen des linken Fußes und der linken Hand korrespondiert. Merken Sie sich dieses Bild, damit Sie die verschiedenen Reflexpunkte besser lokalisieren und erinnern können.

Hände oder Füße?

Die Reflexzonenmassage ist an den Füßen am effektivsten, da sie viel empfindlicher sind als die Hände – das können Sie leicht testen: Tauchen Sie erst die Hände und dann die Füße in ein heißes Bad. Ihre Hände können die Wassertemperatur vielleicht gerade noch aushal-

ten, für Ihre Füße dagegen ist es vermutlich zu heiß.
Darüber hinaus lassen sich die Reflexpunkte an den Händen schwerer eingrenzen als an den Füßen, da die Hände eine viel kleinere Oberfläche haben. Dennoch ist eine Handmassage oft praktischer: Sie können sich bei der Arbeit diskret selbst massieren, während Sie bei einer Fußbehandlung immer erst eine(n) Freund(in) oder Partner(in) bitten müssen, Ihnen zu helfen.

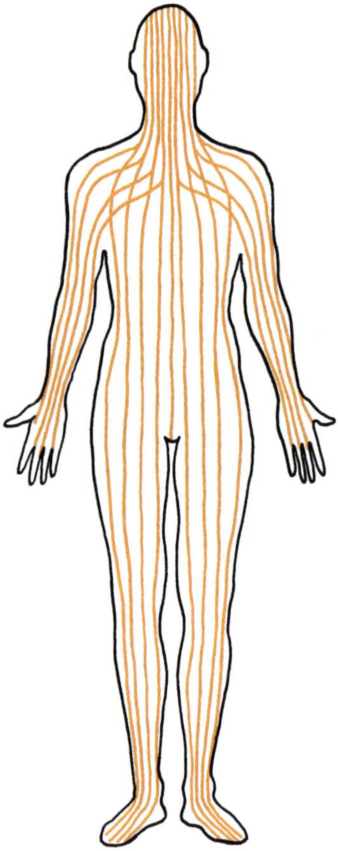

Energiezonen

Die Wirkungsweise der Reflexzonenmassage lässt sich leichter verstehen, wenn man die zehn senkrecht verlaufende Energiezonen bzw. -bahnen des Körpers kennt: Der Körper wird zu beiden Seiten der Wirbelsäule in je fünf Zonen unterteilt, die sich von den Händen und Füßen bis zum Kopf ziehen. Das erste Zonenpaar verläuft von den großen Zehen durch die Innenseite der Beine und die Wirbelsäule bis ins Zentrum des Gehirns. An den Händen reicht es von den Daumenspitzen über die Außenseite der Arme und Schultern zur Mitte des Nackens. Hier verbindet es sich mit dem Paar, das in den großen Zehen seinen Anfang nimmt.
Reflexzonentherapeuten glauben, dass jede Krankheit, die den Energiefluss durch eine bestimmte Zone unterbricht, die gesunde Funktion sämtlicher Körperteile und Organe, die in ihr liegen, stören kann. Beim ersten Zonenpaar gehören dazu z. B. Wirbelsäule, Nacken und Gehirn. Umgekehrt wird die gesamte Zone stimuliert, wenn man Druck auf die spezifischen Reflexpunkte von Händen und Füßen ausübt, und der heilende Effekt der Massage ist im ganzen Körper zu spüren.

Die Aufteilung der Energiezonen

Der Körper wird in zehn Energiezonen eingeteilt, je fünf zu beiden Seiten der Wirbelsäule. Die Zonen beginnen in den Zehen und erstrecken sich bis in den Kopf, wobei Zone 1 im großen Zeh anfängt. Die Hände sind ebenfalls in die Zonenkarte einbezogen, wobei Zone 1 im Daumen beginnt.

Die Grundlinien an Hand und Fuß

Die Trennlinien an Händen und Füßen dienen als Anhaltspunkte dafür, welche Zonen der Hände und Füße mit welchen Körperregionen in Verbindung stehen.
Alle Reflexpunkte liegen innerhalb der von diesen Grundlinien umgrenzten Gebiete (siehe S. 30 ff für Karten der Hände und Füße, die die Reflexpunkte zeigen).

Die Zwerchfelllinie (A)

Die Zwerchfelllinie des Fußes verläuft quer über die Mittelfußknochen, und zwar genau dort, wo sie auf die Zehenknochen treffen. Sie lässt sich leicht identifizieren, da die Haut unmittelbar darüber dunkler ist.
An den Händen verläuft sie direkt unterhalb der Mittelhandknochen.

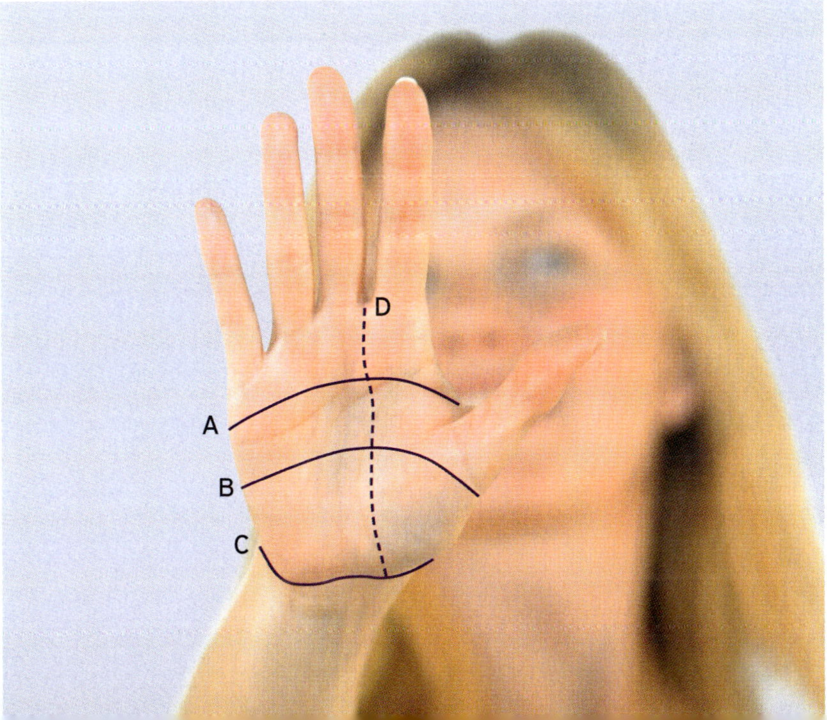

Die Reflexpunkte, die sich auf Herz und Lungen beziehen, liegen oberhalb dieser Linie.

Die Taillenlinie (B)

Fahren Sie mit den Fingern an der Außenseite des Fußes entlang, bis Sie, etwa auf halber Fußhöhe, einen knochigen Vorsprung spüren, und ziehen Sie nun eine imaginäre Linie quer über den Fuß.
Die Taillenlinie der Hand verläuft quer über den Handteller und beginnt dort, wo der Daumen mit der Hand verbunden ist.
Zwischen der Taillen- und der Zwerchfelllinie liegen die Reflexpunkte für den Verdauungsapparat, die Nieren und die Milz.

Die Beckenlinie (C)

Die Beckenlinie auf dem Fuß finden Sie, indem Sie eine imaginäre Linie vom Außen- zum Innenknöchel durch die Fersenbasis ziehen.
An der Hand verläuft sie quer über das Handgelenk. Die Reflexpunkte für die Ausscheidungsorgane liegen zwischen der Becken- und Taillenlinie. Unterhalb der Beckenlinie sind die Reflexpunkte für die Fortpflanzungsorgane angesiedelt.

Die Ligamentlinie (D)

Wenn Sie die Zehen nach oben ziehen, können Sie eine elastische Sehne in dem Bogen zwischen der Zwerchfell- und der Taillenlinie ertasten. Dies ist die so genannte

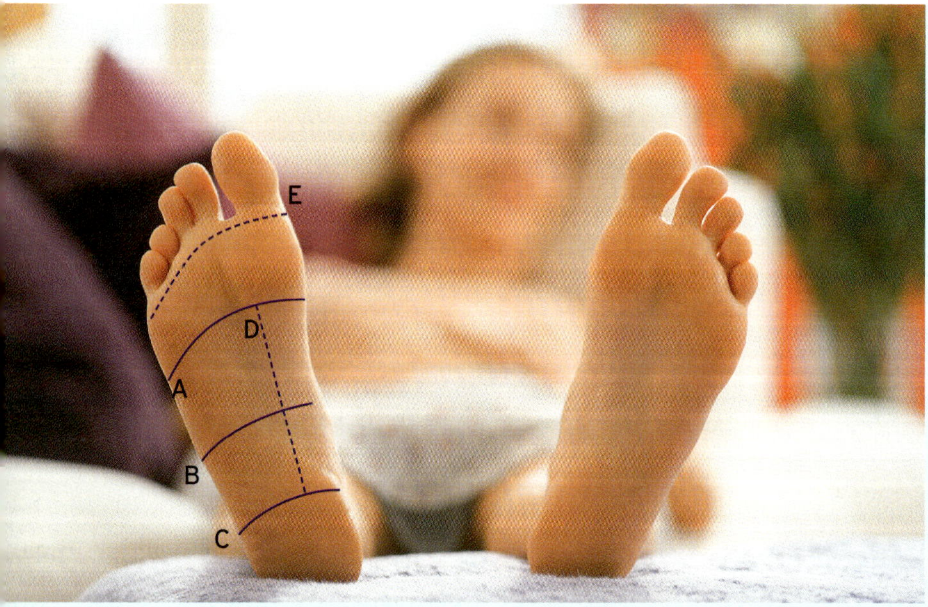

Ligamentlinie, die bei der Zwerchfelllinie unterhalb der ersten beiden großen Zehen beginnt und bis zur Beckenlinie reicht.
An den Händen beginnt sie zwischen dem zweiten und dritten Finger.

Die Schulterlinie (E)

Diese Linie ist eine sekundäre Grundlinie, die unmittelbar unterhalb der Zehenbasis verläuft. Sie finden sie nur an den Füßen. Oberhalb der Schulterlinie liegen die Reflexpunkte für Nebenhöhlen, Augen, Ohren, Schilddrüse und Nacken.

Die Grundlinien lokalisieren

Die Grundlinien helfen Ihnen, die verschiedenen Reflexpunkte an Händen und Füßen besser zu finden. Da die Hände viel kleiner sind als die Füße, liegen die Handlinien dichter beieinander als die Fußlinien. Dementsprechend sind auch die Reflexzonen der Hand auf einer kleineren Fläche konzentriert und deshalb weniger detailgenau.

Die wichtigsten Techniken

Bevor Sie mit der Reflexzonenmassage beginnen, müssen Sie sich mit einigen Grundtechniken vertraut machen und wissen, wie Sie die Hände und Füße während der Massage stützen. Achten Sie darauf, bei Druckausübung sehr einfühlsam und vorsichtig vorzugehen.
Wenn Sie genügend Zeit haben, beginnen Sie die Behandlung mit Entspannungsübungen (siehe S. 43 ff und 142 ff). Das wirkt beruhigend und hilft Ihnen, sich auf die folgende Massage einzustimmen.

Achten Sie darauf, dass Ihre Fingernägel immer kurz geschnitten und sauber sind – als Faustregel gilt: Sie sollten die Fingernägel nicht sehen können, wenn Sie Ihre Hand von der Innenseite betrachten.

Druck

Manche Menschen mögen es, etwas fester massiert zu werden, während anderen eine sanftere Berührung lieber ist. Wie stark der ausgeübte Druck ist, hängt vom Behandelten ab: Eine gesunde Person wird im

Gegensatz zu einer kranken eine kräftigere Massage vorziehen. Grundsätzlich müssen Sie so viel Druck ausüben, dass der Empfänger eine Reaktion an den Reflexpunkten verspürt, aber übertreiben Sie nicht: Es darf dem Behandelten nicht wehtun. Bedenken Sie, dass Sie als Anfänger in der Reflexzonenmassage eine gewisse Zeit brauchen, bis Sie konstant ausreichenden Druck ausüben können, da Ihre Daumen und Finger diese Arbeit nicht gewöhnt sind.

Techniken

Sie müssen vier Grundtechniken der Reflexzonenmassage lernen, nämlich Kriechen, Aushaken, Drehen und spinales Reiben. Üben Sie die Techniken so lange an sich selbst oder an einem Freund bzw. einer Freundin, bis Sie sie beherrschen.

Die Kriechtechnik (01 – 04)

Diese Technik ahmt die Bewegung einer Raupe nach. Biegen sie Ihren Daumen (oder den Finger) ab und arbeiten Sie mit der flachen Fingerkuppe; pressen Sie den oberen Rand der Kuppe leicht nach unten, aber bohren Sie den Fingernagel nicht in die Haut. Es ist eine Übung der kleinen «Schritte», bei der Sie langsam und methodisch vorgehen sollten. Stellen Sie sich vor, Sie hätten ein Nadelkissen voller Nadeln vor sich und wollen die Nadeln eine nach der anderen in das Kissen drücken: Heben Sie den Daumen an, und bewegen Sie ihn flach ein Stückchen vorwärts; pressen Sie ihn dann nach unten.

Rechts vor links

Massieren Sie die Reflexpunkte am rechten Fuß und an der rechten Hand immer zuerst und schließen Sie die Behandlung ab, bevor Sie den linken Fuß bzw. die linke Hand massieren. Auf diese Art und Weise massieren Sie in Einklang mit der natürlichen Fließrichtung des Blutes, der Lymphe etc.
Sofern nichts anders angegeben ist, sollten Sie jede Reflexzone zweimal behandeln, zuerst in die eine und dann in die entgegengesetzte Richtung.

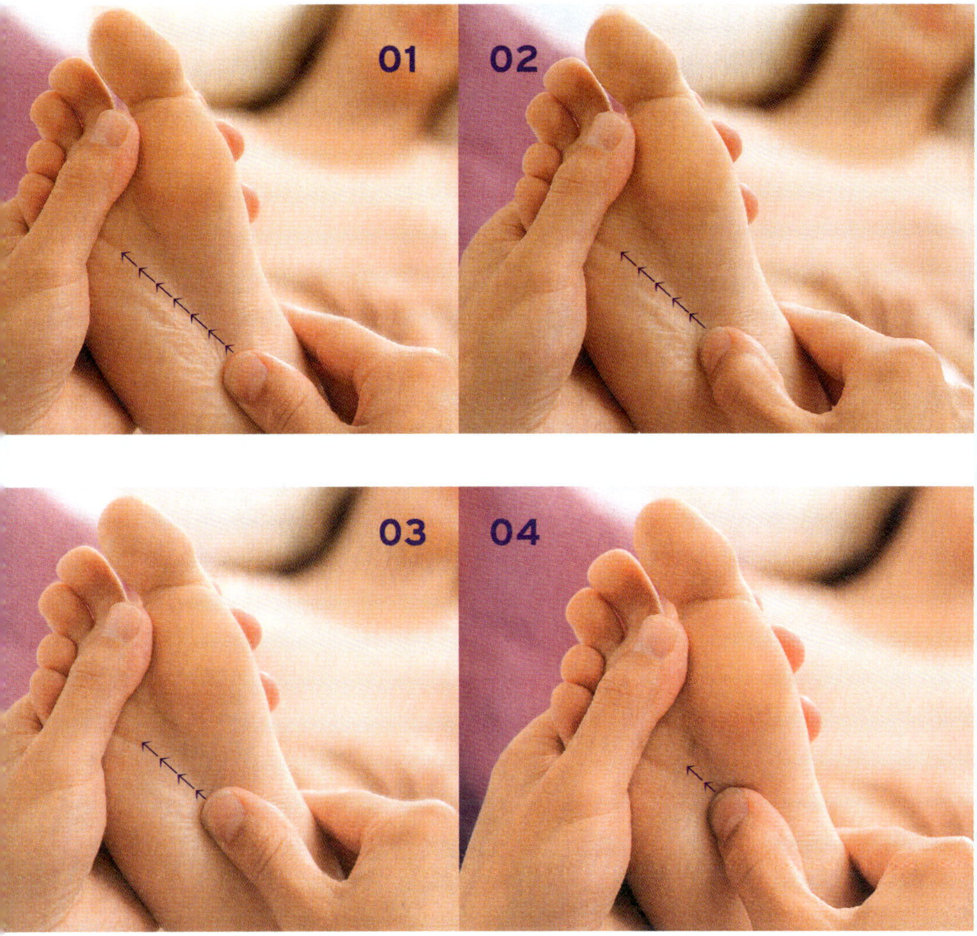
01
02
03
04

Die Drehtechnik (01)

Mit Hilfe der Drehtechnik können Sie vor allem Nieren, Nebennieren, Augen und Ohren behandeln. Legen Sie dazu den Daumen auf den spezifischen Reflexpunkt und drehen Sie ihn mit einer kleinen, aber festen Bewegung nach innen in Richtung Wirbelsäule.

Spinales Reiben (02 - 03)

Es gibt eine spezielle Technik zum Anregen und Aufwärmen der Wirbelsäule: das so genannte spinale Reiben («Spina» ist die medizinische Bezeichnung für die Wirbelsäule). Legen Sie die Handfläche auf die Innenseite von Fuß oder Hand (in einer Linie mit dem großen Zeh bzw. dem Daumen). Reiben Sie dieses Areal kräftig, indem Sie den Handteller hin- und herbewegen.

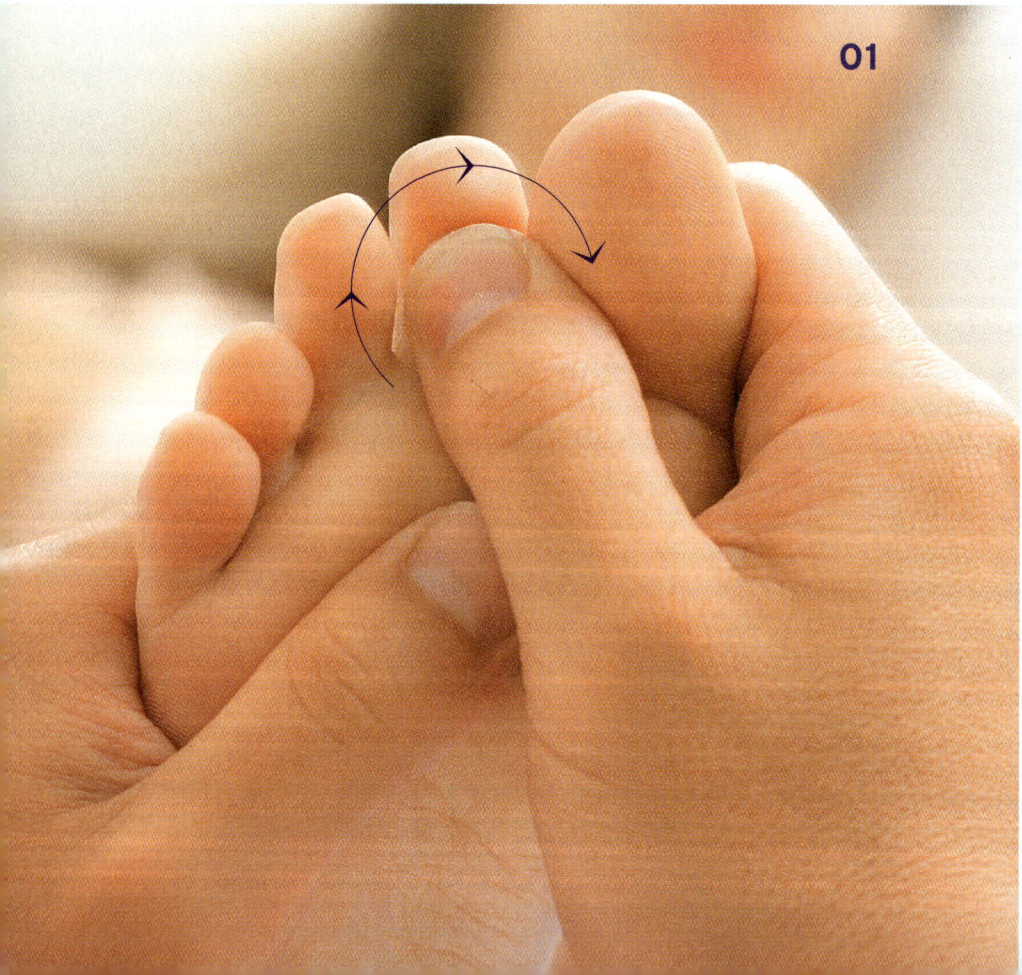

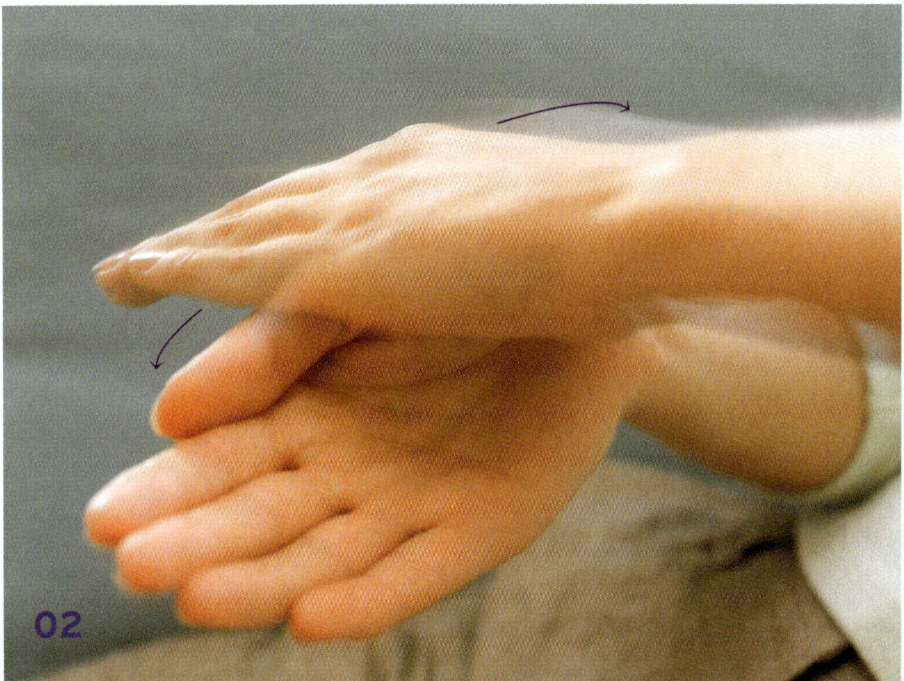

02

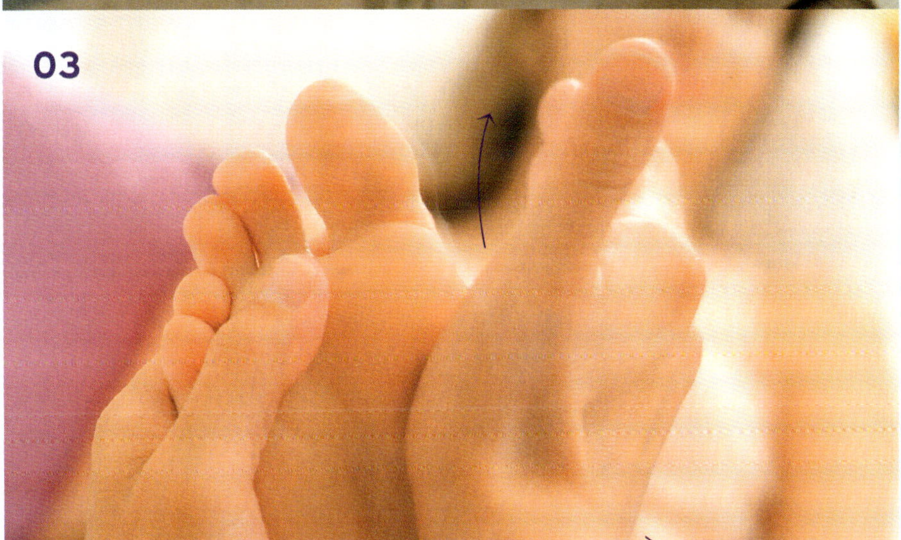

03

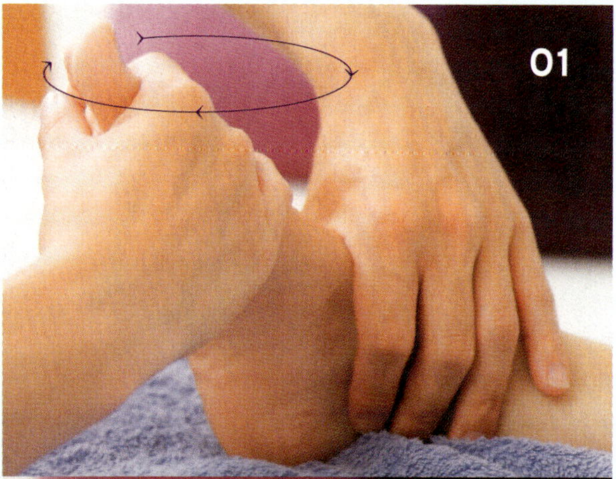

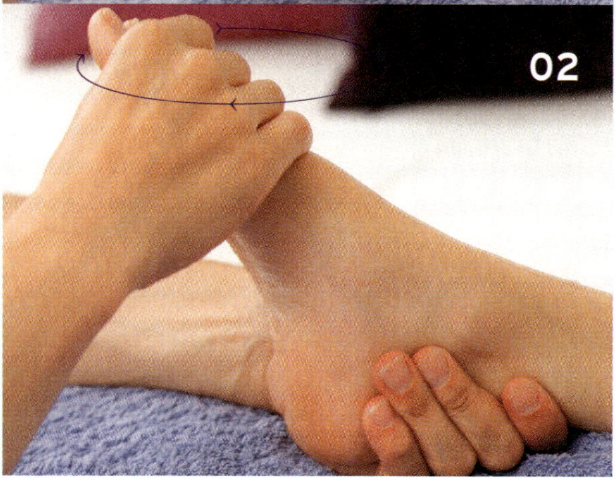

So stützen Sie Füße und Hände
Die Füße (01 – 02)

Wenn Sie Reflexpunkte oberhalb der Taillenlinie (siehe S. 20) massieren, sollten Sie den Fußrücken abstützen (01) wenn Sie Reflexpunkte unterhalb der Taillenlinie bearbeiten, sollten Sie die Ferse stützen (02). So können Sie die Füße leichter behandeln, und der Behandelte entspannt sich außerdem besser.

Wenn Sie den rechten Fuß massieren wollen (02), halten Sie ihn mit der linken Hand fest und kreisen ihn mit der rechten vorsichtig nach innen.
Stützen Sie umgekehrt den linken Fuß mit der rechten Hand und kreisen Sie ihn mit der linken nach innen. Drehen Sie den Fuß immer im Uhrzeigersinn in Richtung Wirbelsäule.

Die Hände

Zur Eigenbehandlung können Sie einfach die Hand, die Sie massieren, mit Ihrer Arbeitshand halten oder sie in Ihren Schoß legen und zusätzlich durch einen Pullover, ein Kissen oder ein Handtuch abstützen.

Hakentechnik (03)

Nutzen Sie die Hakentechnik bei der Behandlung des Reflexpunktes für die Ileozökalklappe (siehe S. 30), der oberhalb der Beckenlinie an der Außenseite der rechten Hand bzw. des rechten Fußes liegt. Die Ileozökalklappe trennt den Dünndarm vom Dickdarm und verhindert das Zurückfließen des Darminhalts in den Dünndarm.
Drücken Sie mit Ihrem linken Daumen fest auf diesen Reflexpunkt, und beschreiben Sie dann mit der Daumenkuppe einen j-förmigen Haken. Die Massage dieses Punktes fördert die Ausscheidung und verbessert die Darmfunktion.

03

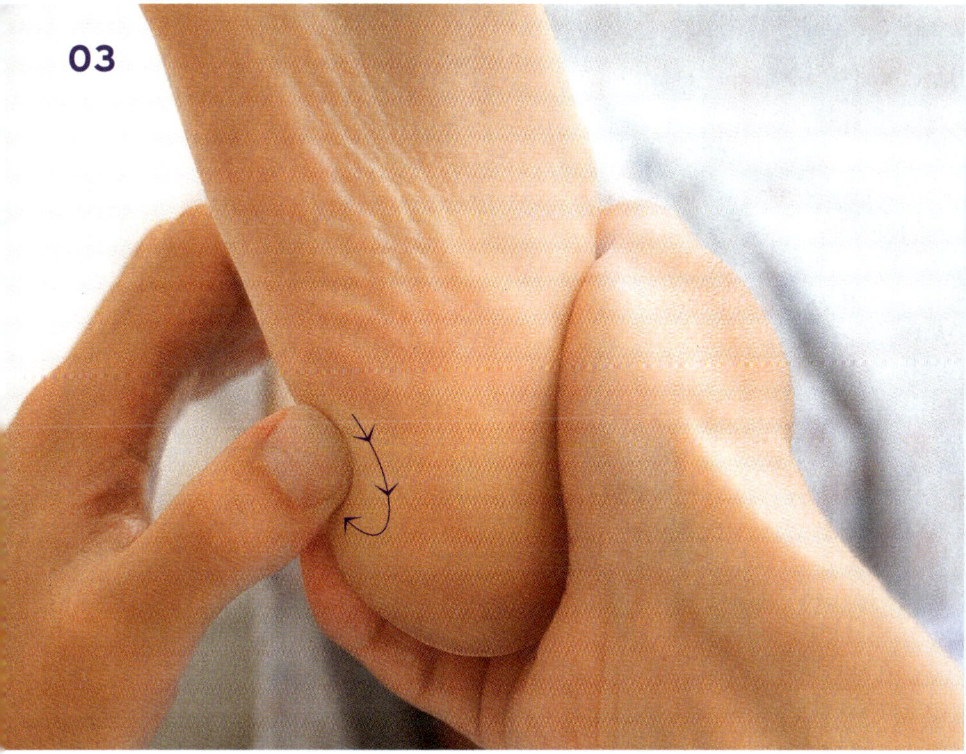

Reflexzonen der Füße und Hände

Die folgenden Karten der Füße und Hände fassen die Tausenden von Reflexpunkten nach den Körperteilen zusammen, die sie beeinflussen. Jede abgebildete Zone, z. B. Herz, Magen oder Milz, enthält zahlreiche Reflexpunkte, die Stecknadeln auf einem Nadelkissen gleichen. Der Übersichtlichkeit halber werden hier die einzelnen Zonen jedoch im Singular als Herzreflex, Magenreflex usw. bezeichnet. Häufig überschneiden sie sich, sodass wir bei der Massage einer Zone bisweilen auch Reflexpunkte einer anderen stimulieren.

Spiegel des Körpers

Mit Hilfe dieser Karten können Sie die Lage sämtlicher Reflexpunkte ausfindig machen. Sie werden sehen, dass Füße und Hände eine Miniaturabbildung des restlichen Körpers darstellen. So liegt beispielsweise die Milz im oberen linken Bauchraum, hinter den Rippen, und die entsprechende Reflexzone befindet sich am äußeren Rand des linken Fußes und der linken Hand. Interessanterweise bildet die Form der Wirbelsäulenzone an der Innenseite der Füße auch den gekrümmten Verlauf der Wirbelsäule nach.

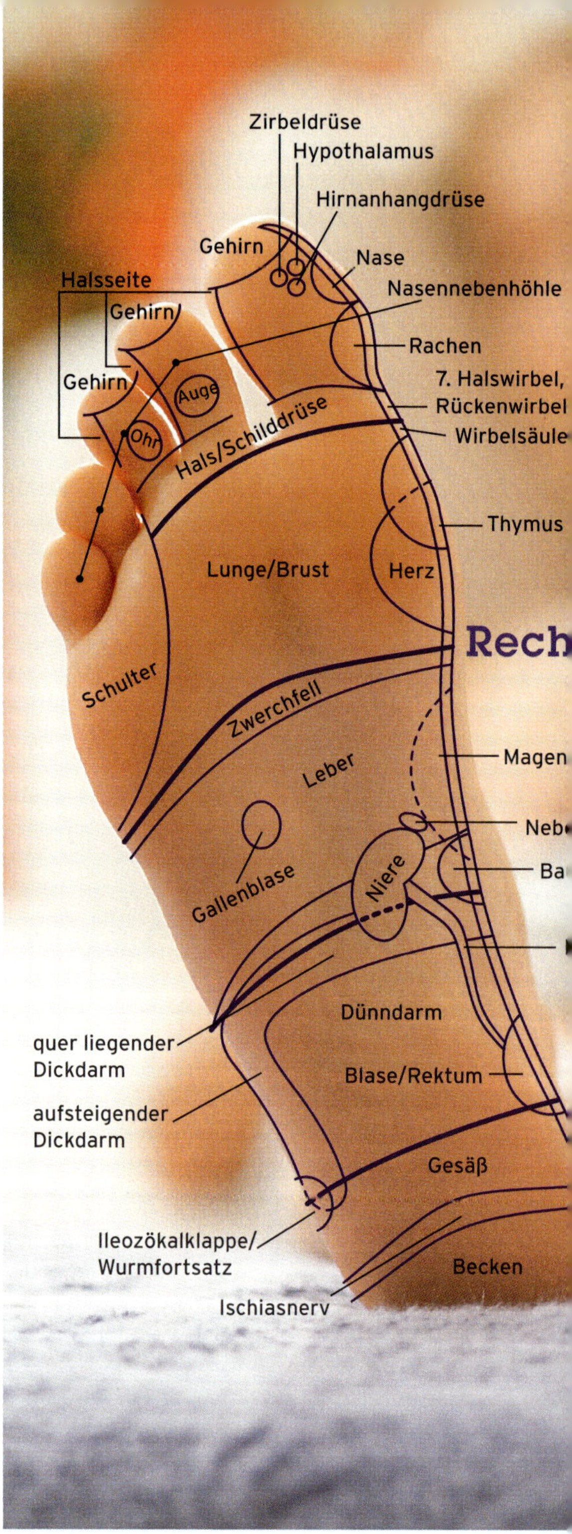

Die Füße: Sohlen

Links

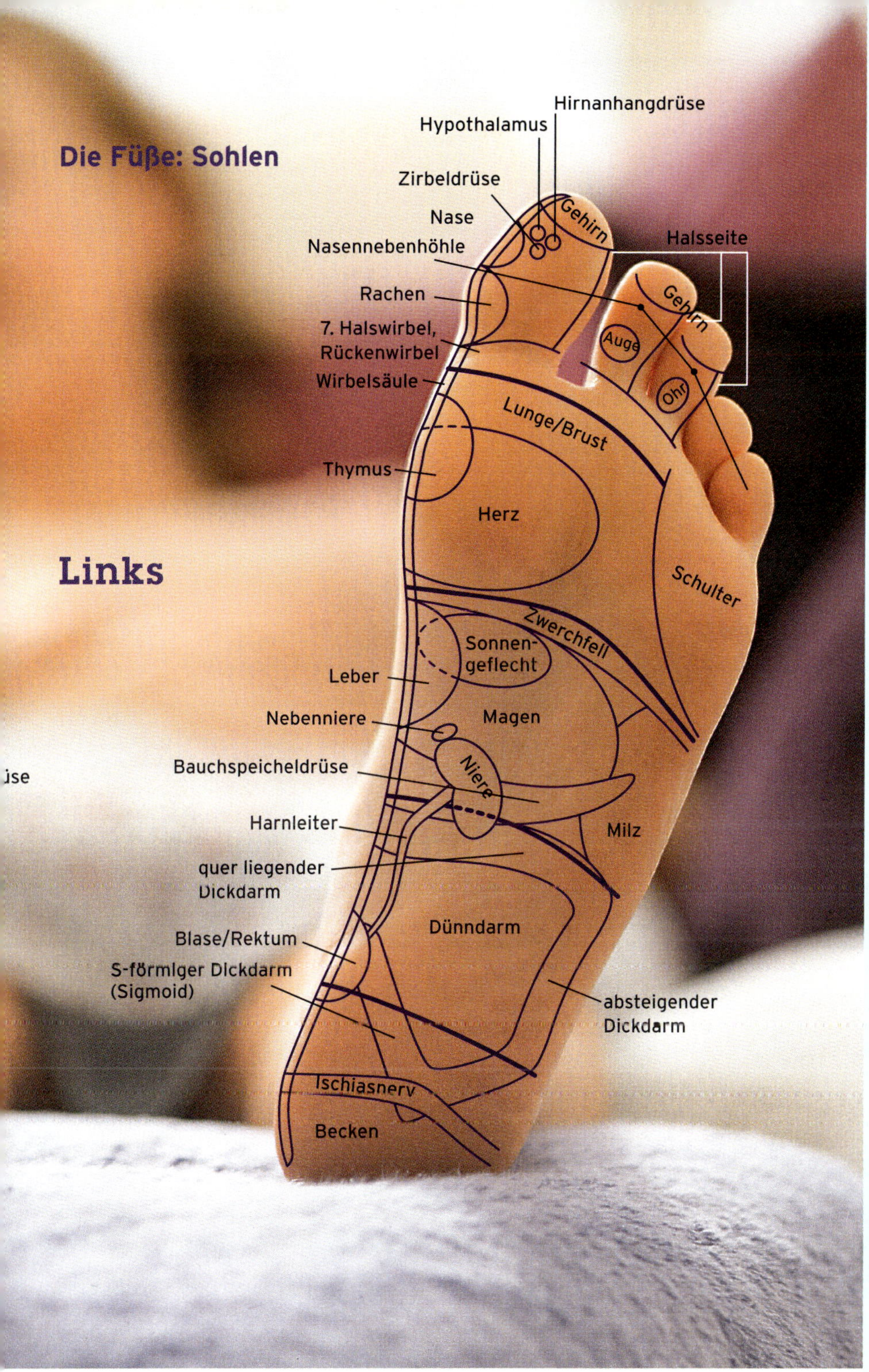

ise

Die Füße: Rücken und Seiten

Auf dem Fußrücken und an den Fußseiten befinden sich weniger Reflexpunkte, sodass diese Karten viel übersichtlicher sind. Die geringe Anzahl der Reflexpunkte ist darauf zurückzuführen, dass der Fußrücken für eine wirksame Stimulation der Reflexpunkte zu knochig ist. Beachten Sie die Lage der Reflexzonen von Knie und Hüfte. Dies ist der einzige Fall, in dem die Reflexpunkte den Körper nicht abbilden!

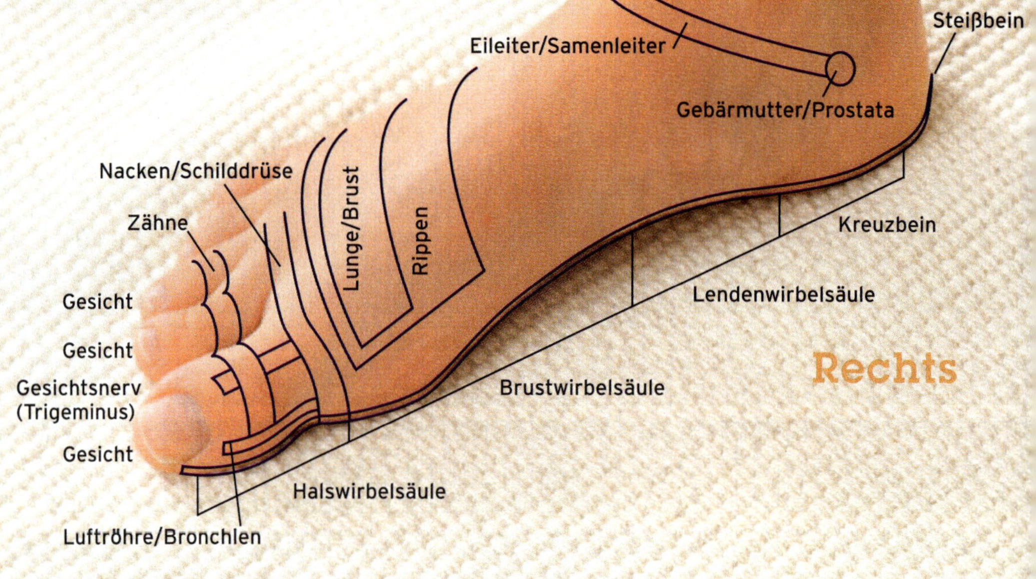

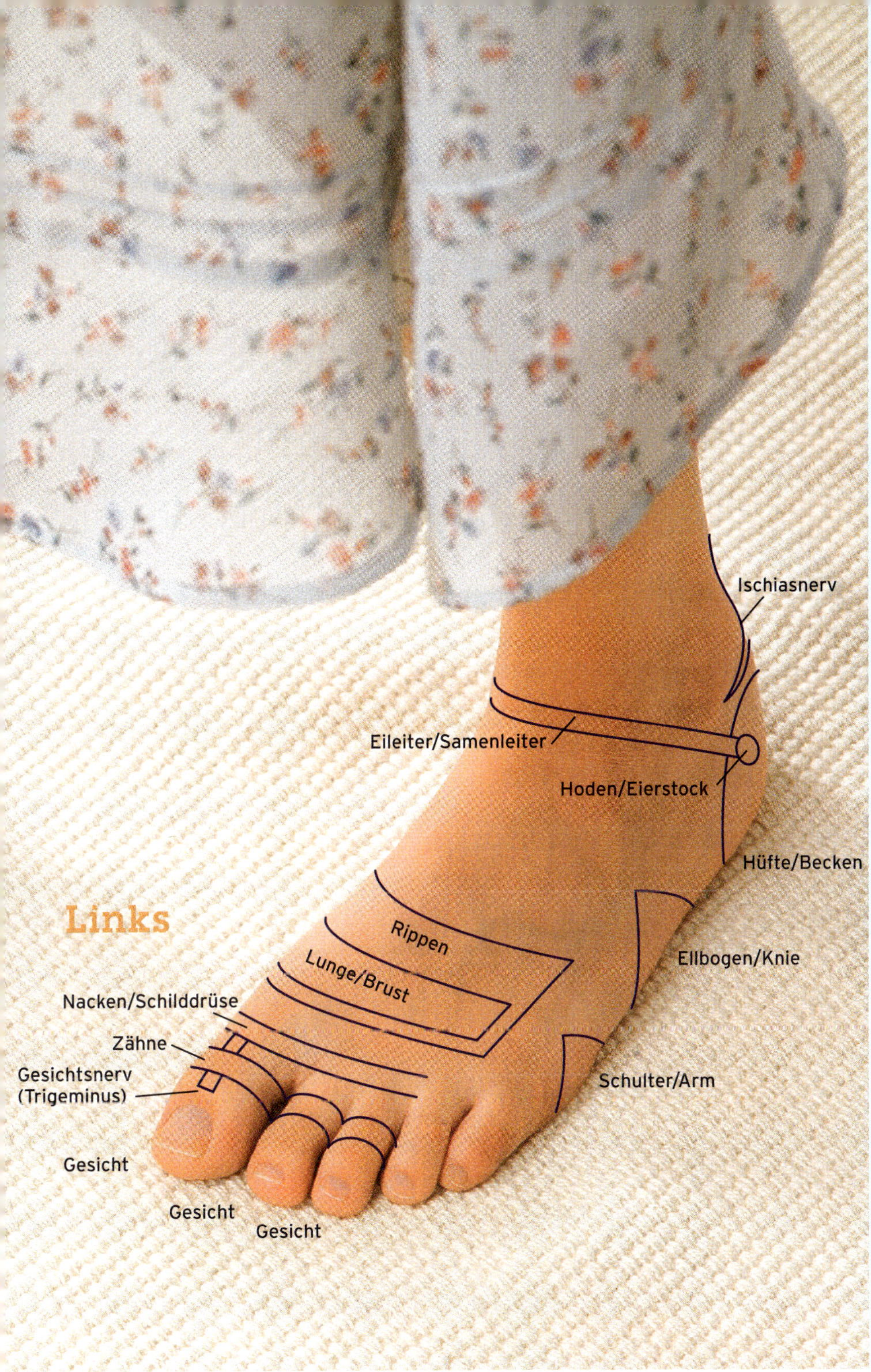
Ischiasnerv
Eileiter/Samenleiter
Hoden/Eierstock
Hüfte/Becken
Links
Rippen
Lunge/Brust
Ellbogen/Knie
Nacken/Schilddrüse
Zähne
Gesichtsnerv
(Trigeminus)
Schulter/Arm
Gesicht
Gesicht
Gesicht

Die Hände: Innenflächen

Weil die Hände viel kleiner als die Füße sind, liegen ihre Reflexzonen dichter beieinander und lassen sich im Gegensatz zu den Fußreflexzonen nicht so genau bestimmen. Das ist einer der Gründe, weshalb eine Fußbehandlung wirksamer ist als eine Handmassage.

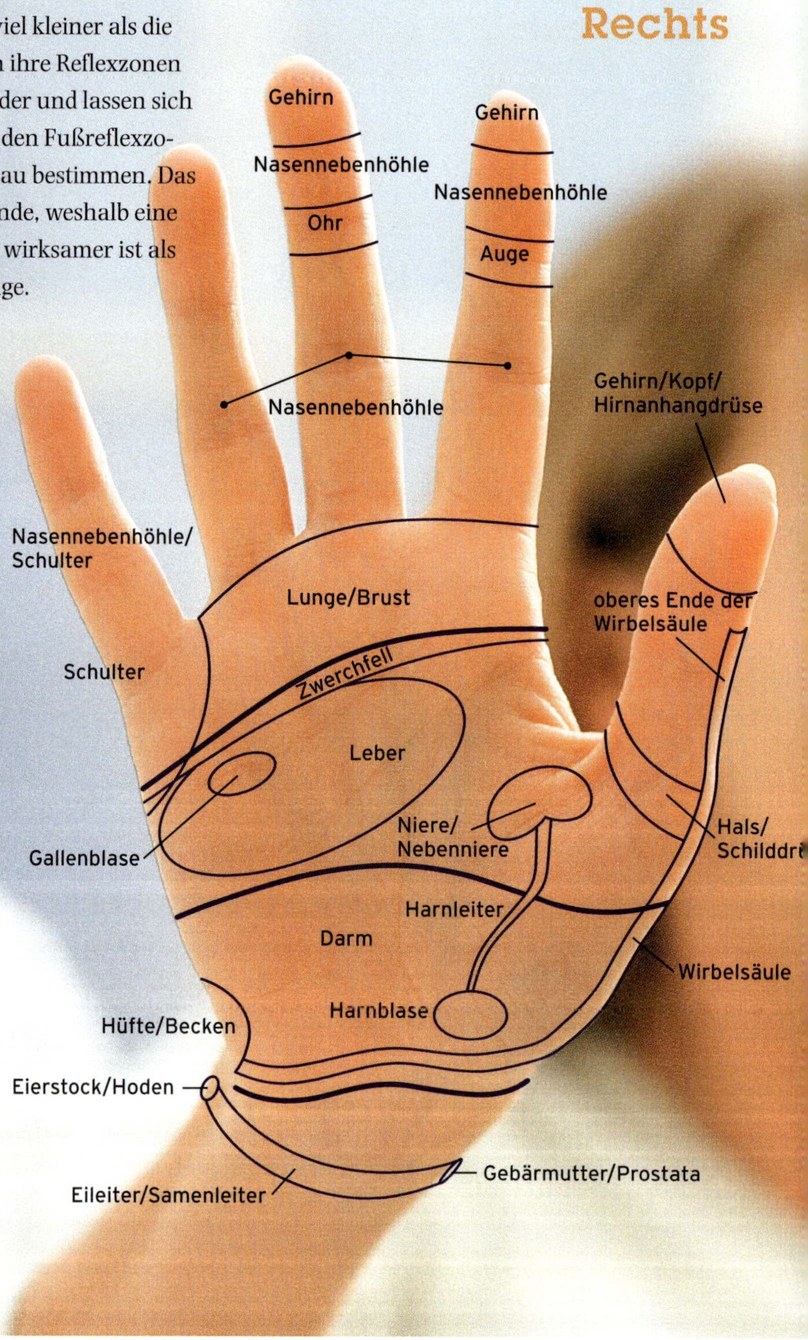

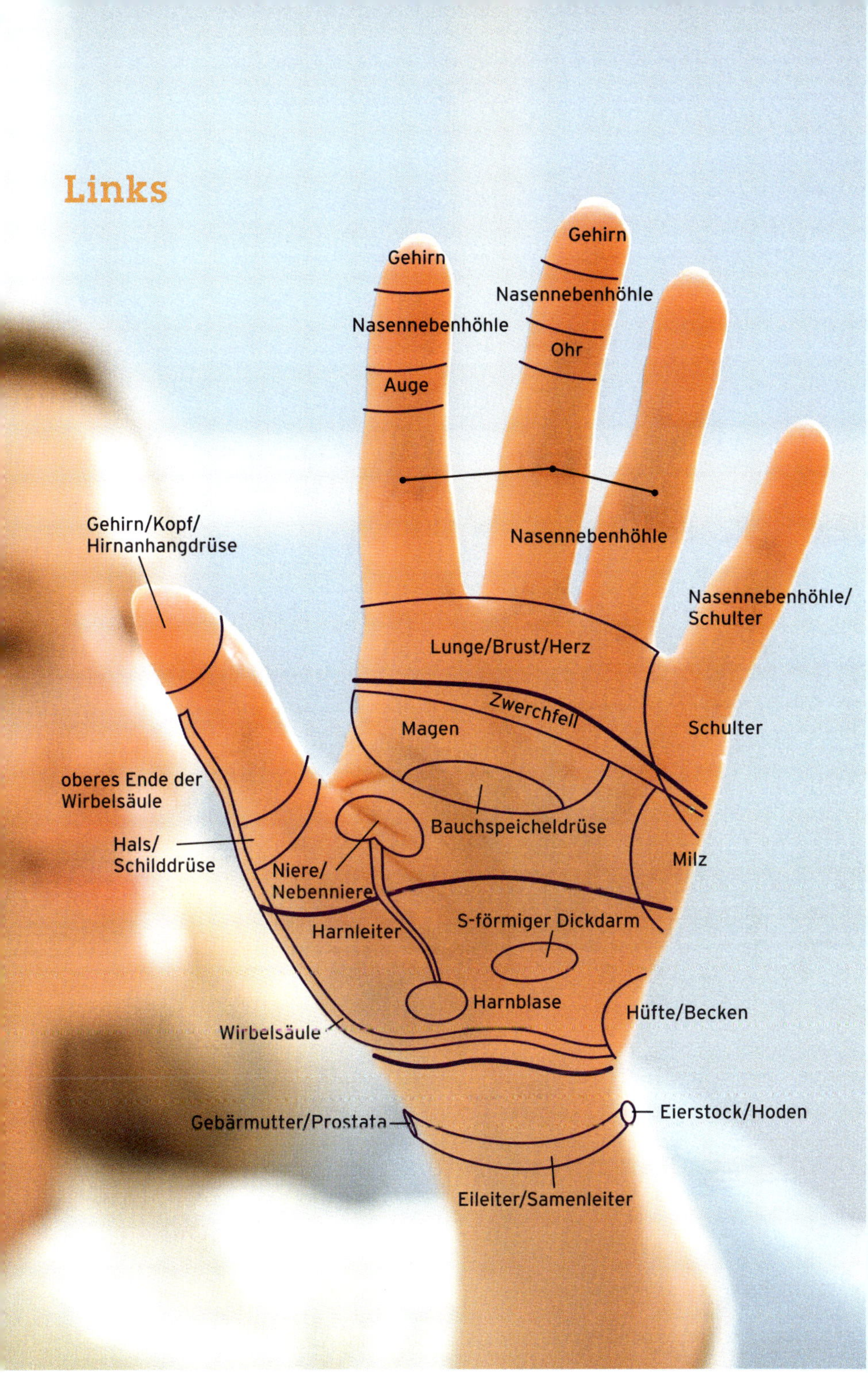
Links
Gehirn
Gehirn
Nasennebenhöhle
Nasennebenhöhle
Ohr
Auge
Nasennebenhöhle
Gehirn/Kopf/
Hirnanhangdrüse
Nasennebenhöhle/
Schulter
Lunge/Brust/Herz
Zwerchfell
Magen
Schulter
oberes Ende der
Wirbelsäule
Bauchspeicheldrüse
Hals/
Schilddrüse
Niere/
Nebenniere
Milz
Harnleiter
S-förmiger Dickdarm
Harnblase
Hüfte/Becken
Wirbelsäule
Gebärmutter/Prostata
Eierstock/Hoden
Eileiter/Samenleiter

Die Hände: Handrücken

Weil der Hand- ähnlich dem Fußrücken für eine wirksame Stimulation der Reflexpunkte zu knochig ist, wurden große Zonen nicht kartiert. Beachten Sie, dass sich einige Reflexzonen, etwa für Ohr, Auge und Samen- / Eileiter, ringförmig um Handwurzel und Finger legen.

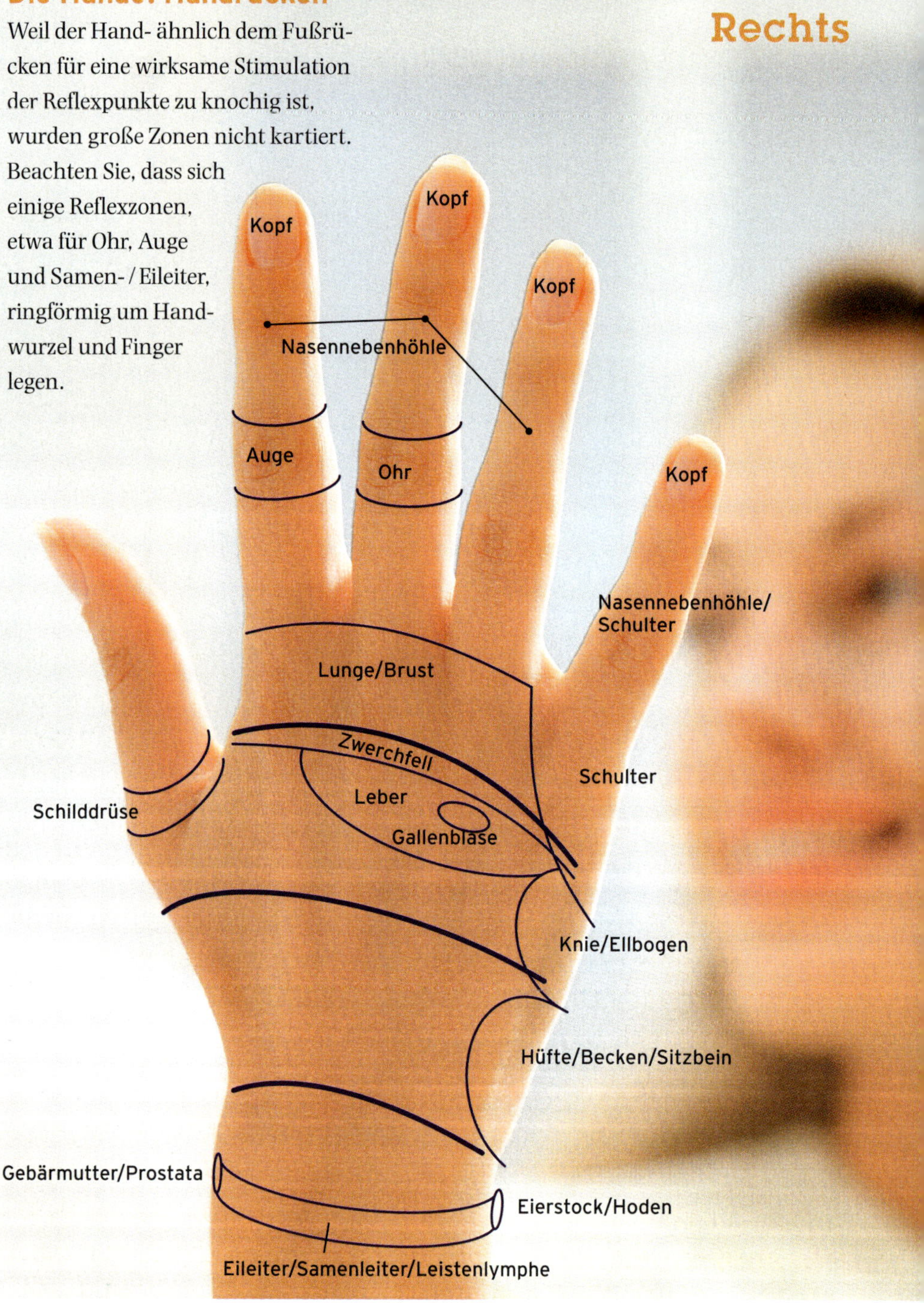

Links

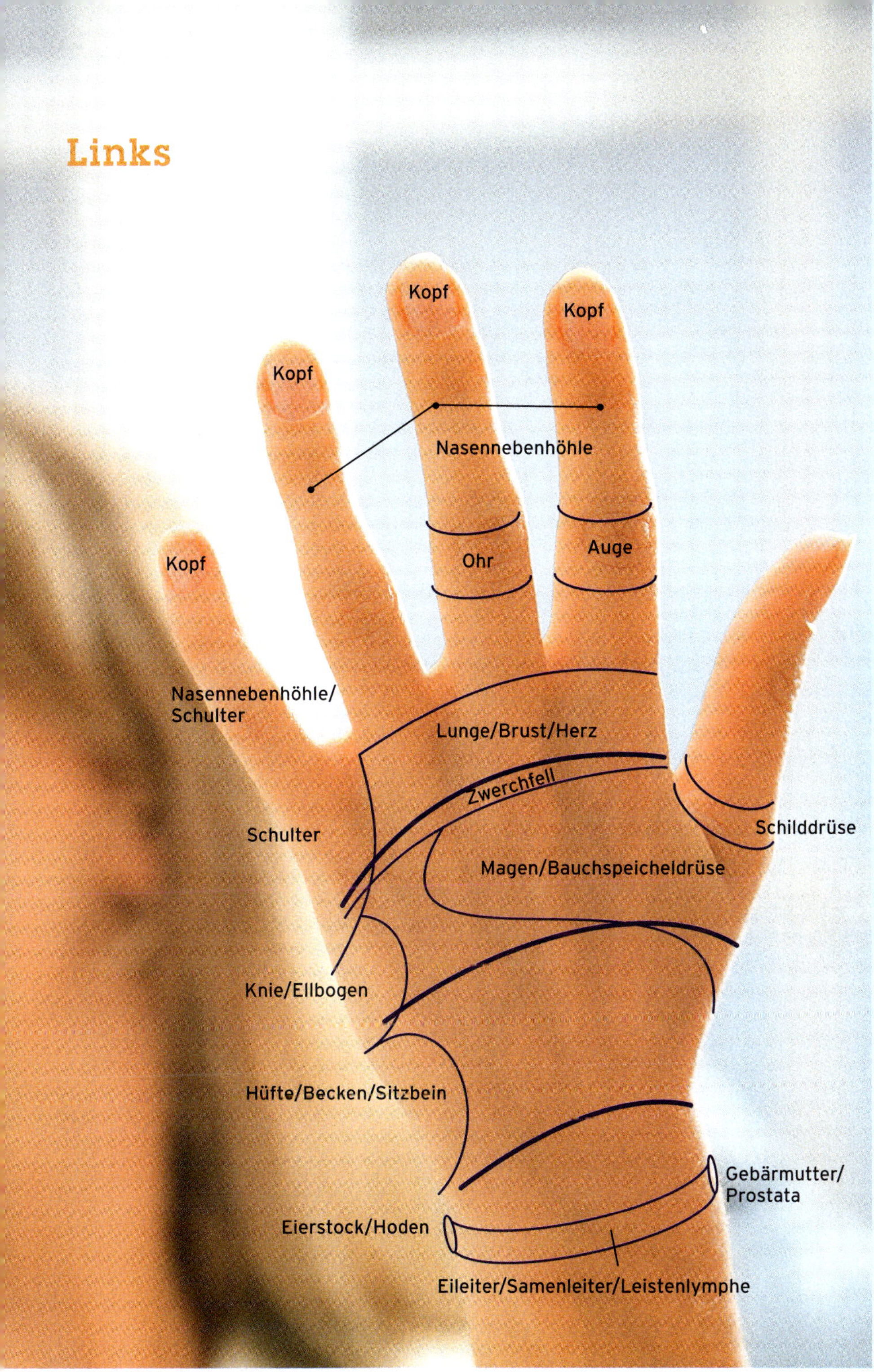
Kopf
Kopf
Kopf
Kopf
Nasennebenhöhle
Ohr
Auge
Nasennebenhöhle/
Schulter
Lunge/Brust/Herz
Zwerchfell
Schilddrüse
Schulter
Magen/Bauchspeicheldrüse
Knie/Ellbogen
Hüfte/Becken/Sitzbein
Gebärmutter/
Prostata
Eierstock/Hoden
Eileiter/Samenleiter/Leistenlymphe

Wo und wann massieren?

Das Schöne an der Reflexzonenmassage ist, dass man sie fast überall und ohne besondere Hilfsmittel anwenden kann: Alles, was wir brauchen, sind unsere Hände, die wir ggf. durch einen gefalteten Pullover, ein Kissen oder ein Handtuch stützen können. Unabhängig davon, ob Sie zu Hause, bei der Arbeit oder unterwegs sind – Sie können zu jeder Tageszeit leicht und schnell Ihre Hände massieren.

Fußmassagen geben und empfangen

Wenn Sie die Fußreflexzonenmassage optimal genießen und für sich nutzen möchten, sollten Sie sich von einer anderen Person massieren lassen. So kann die bei der Behandlung freigesetzte heilende Energie ungehindert durch den Körper strömen. Wechseln Sie sich mit einem (einer) Freund(in) oder einem (einer) Partner(in) bei der Behandlung ab. Da eine Fußbehandlung etwas länger dauert, sollten Sie ausreichend Zeit dafür einplanen und nicht gleich den nächsten Termin vor Augen haben. Sich gemeinsam mit einer vertrauten Person auf diese Weise zu entspannen ist schon an sich eine heilsame Erfahrung, und es wird Sie überraschen, wie wohltuend körperlicher Kontakt als solcher sein kann.

Der Behandelte sollte in einem bequemen Sessel sitzen, seine Beine auf einem niedrigen Stuhl oder Hocker legen und seine Füße auf einem großen Kissen im Schoß des Masseurs ruhen lassen. Benutzen Sie eine Feuchtigkeitscreme – Pfefferminze wirkt besonders belebend –, um die Füße geschmeidig zu machen. Das erleichtert dem Behandler, die Füße mit dem Daumen zu bearbeiten (wenn der Fuß sehr trocken ist, ist es schwieriger, die Reflexzonen zu massieren). Verwenden Sie jedoch nur eine geringe Menge Feuchtigkeitscreme, und verzichten Sie auf Massageöle, da man die Reflexpunkte auf zu glitschiger Haut nicht richtig stimulieren kann.

Wie oft ist genug?

Wie oft Sie sich eine Reflexzonenmassage verabreichen sollten, hängt davon ab, ob Sie aktuelle bzw. chronische Beschwerden behandeln wollen, lediglich Ihren momentanen Gesundheitszustand erhalten möchten, und natürlich davon, wie viel Zeit Sie haben. Wenn Sie beispielsweise an Verstopfung, Magenverstimmung, Migräne oder Rückenschmerzen leiden, sollten Sie sich möglichst zwei- bis dreimal in der Woche einer kompletten Fußbehandlung unterziehen und diese, sofern möglich, durch regelmäßige Handmassagen ergänzen. Sogar langjährige chronische Krankheiten können positiv auf Reflexzonenmassagen ansprechen, selbst wenn andere Behandlungsmethoden versagt haben. Wenn Sie jedoch fit und gesund sind und die Reflexzonenmassage nur anwenden möchten, um dies zu bleiben, genügt im Allgemeinen eine komplette Fußmassage einmal im Monat und hin und wieder eine Handmassage zwischendurch.

Bereit zur Massage

Sobald Sie sich mit den vier grundlegenden Techniken der Reflexzonenmassage vertraut gemacht haben und die verschiedenen Stütztechniken für Hände und Füße beherrschen, können Sie jederzeit Ihre Reflexzonen massieren. Vielleicht müssen Sie anfangs noch die Fuß- und Handkarten auf S. 30 ff zurate ziehen; die Ihnen zeigen, welche Körperteile den einzelnen Reflexzonen an Füßen und Händen entsprechen. Mit der Zeit werden Sie aber auch ohne sie auskommen. Jetzt haben Sie alle Informationen, die Sie brauchen, um entweder sich selbst oder eine andere Person zu behandeln. Wenn Sie weiterlesen, erfahren Sie, wie leicht sich die Reflexzonenmassage als Teil einer stressfreien und gesunden Lebensweise in Ihren Alltag integrieren lässt.

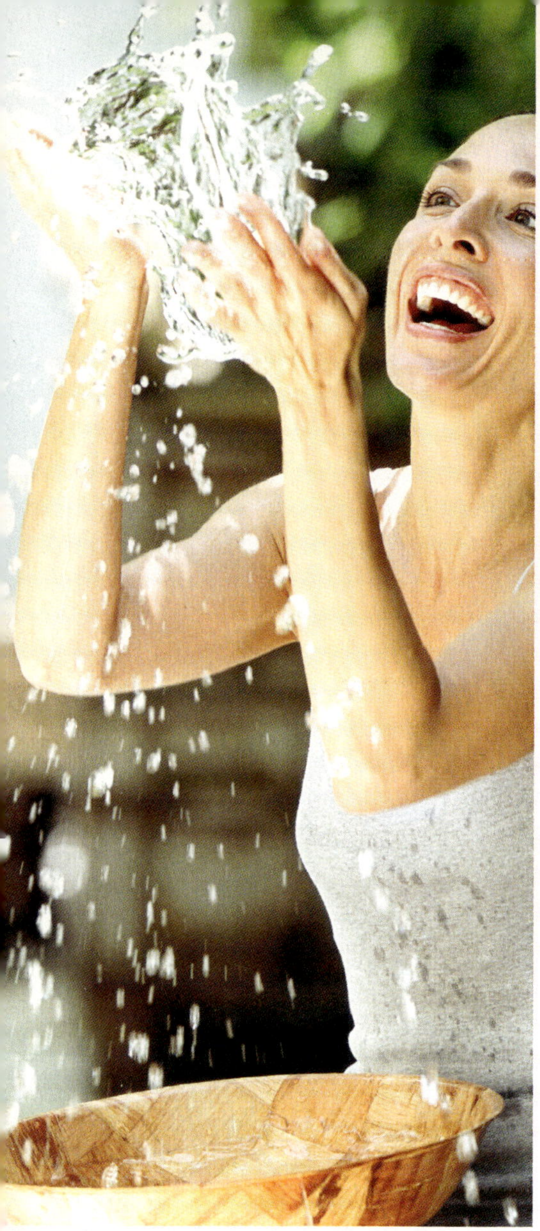

Kraft für den Tag

Mit Reflexzonenmassage in Schwung kommen

Wie fühlen Sie sich, wenn Sie morgens aufwachen? Gähnen Sie, rekeln Sie sich, wackeln Sie mit den Zehen und freuen Sie sich auf den Tag, oder würden Sie sich die Bettdecke am liebsten wieder über den Kopf ziehen und sich vor der Welt verstecken?
Statt bis zur letzten Minute mit dem Aufstehen zu warten, sollten Sie sich genügend Zeit nehmen, um sich geistig und körperlich auf den bevorstehenden Tag vorzubereiten. Das wird Ihnen helfen, den Tag mit einer positiven Einstellung zu beginnen, und ebnet Ihnen auf Dauer den Weg zu einem glücklicheren und stressfreien Leben.
Wenn Sie sich einen guten Start in den Tag wünschen, sollten Sie nicht gleich nach dem Aufstehen in Hektik verfallen. Nehmen Sie sich die Zeit für eine zehnminütige Reflexzonenmassage, eine gemütliche Dusche und ein schmackhaftes Frühstück, um sich auf den Tag einstimmen zu können.
Wenn Sie aus dem Bett steigen, sollten Sie sich erst mal ausgiebig recken und strecken. Heben Sie die Arme ruhig einmal ganz hoch über den Kopf und drehen Sie Hände und Füße. Lockern Sie Ober- und Unterkiefer, und atmen Sie mehrmals langsam und tief durch die Nase ein und durch den Mund wieder aus. Konzentrieren Sie sich auf das Heben und Senken der Brust. Tiefes Einatmen ist wie ein Geschenk für die Zellen unseres Körpers: Es stärkt Kreislauf und Gehirn und versorgt unsere Muskeln mit zusätzlichem Sauerstoff. Langsames und tiefes Einatmen vertreibt darüber hinaus Verspannungen und Nervosität, verlangsamt den Herzschlag und senkt den Blutdruck. Es hilft dem Körper, Giftstoffe abzubauen, und fördert die Ausschüttung von Endorphinen, den natürlichen Schmerzmitteln des Körpers, auch als «Glückshormone» bekannt. Durch kontrolliertes, rhythmisches Atmen können wir uns in harmonischen Einklang mit der Welt versetzen.
Stellen Sie sich nach einigen Minuten bewussten Ein- und Ausatmens neben Ihr Bett, lassen Sie die Hüften kreisen und berühren Sie anschließend Ihre Zehen. Wenn Sie sich waschen, duschen Sie sich zum Schluss kalt ab, um den Kreislauf anzuregen.

Die besten Massagetechniken

Die Reflexzonenmassage ist eine hervorragende Methode, um am Morgen den Kreislauf in Schwung zu bringen und die Lebensgeister zu wecken. Die folgenden Handmassagen regen Ihr gesamtes Nervensystem an und eignen sich ausgezeichnet zur Eigenbehandlung. Schließen Sie immer erst die Behandlung an der rechten Hand ab, bevor Sie mit der linken Hand beginnen.
Ein wesentlicher Bestandteil aller Handmassagen ist das Aufwärmen (siehe Bild 01).
Wenn Sie den Tag ganz entspannt beginnen wollen, sollten Sie danach die folgenden drei Massagetechniken ausprobieren: Durch das Handkneten (Bild 02) wird der gesamte Körper entspannt, während Zwerchfell- und Lungenreflexmassage (Bild 03 und 04) besonders die Atemwege entkrampfen – so können Sie tief Luft holen, bevor Sie sich in den Trubel des Tages stürzen. Benutzen Sie zur Zwerchfellentspannung und zur Massage der Lungenreflexzone die auf den Seiten 25 und 26 beschriebene Kriechtechnik.

REFLEXZONENMASSAGE

Aufwärmen: spinales Reiben (01)
Reiben Sie die Außenseite des Daumens der einen Hand mit der Innenfläche der anderen Hand.

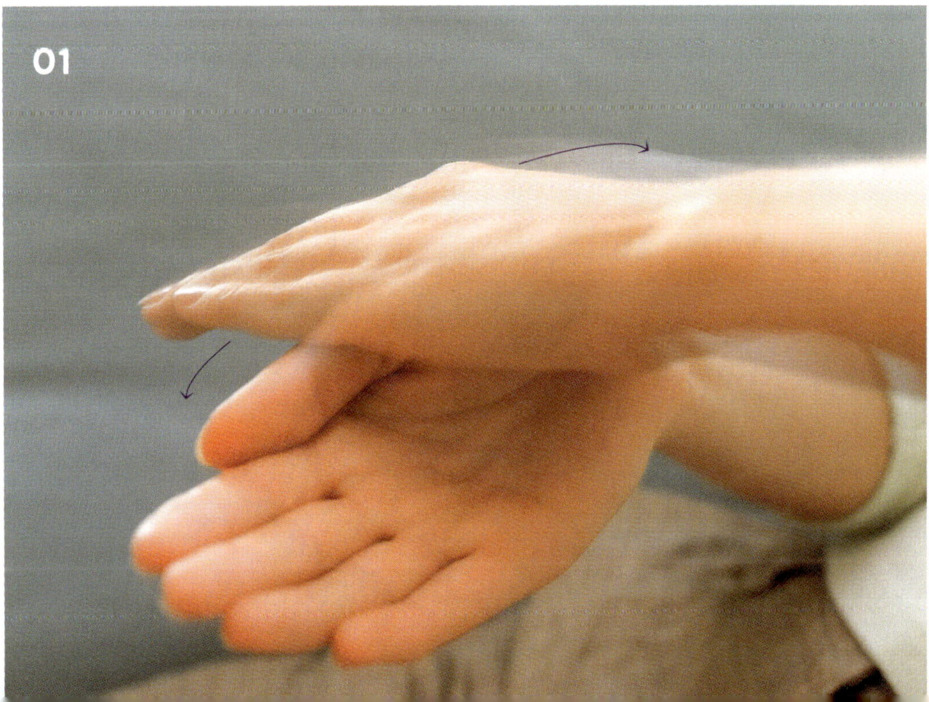

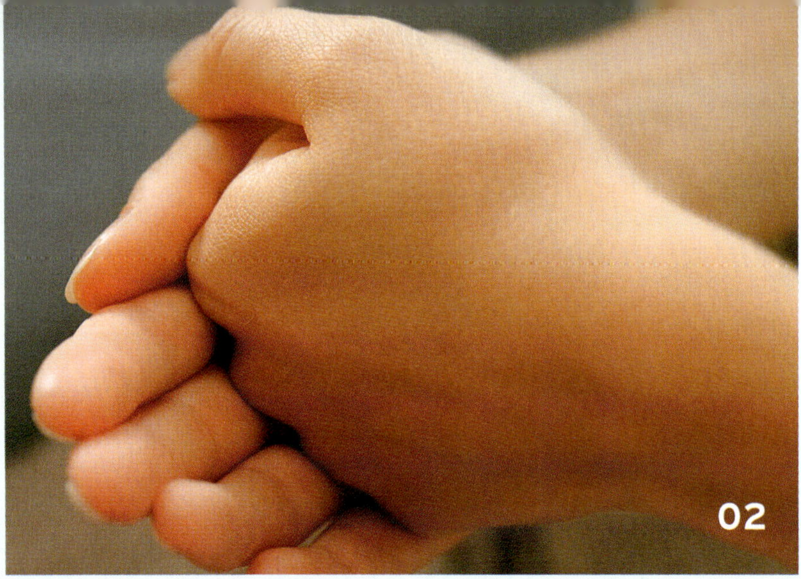

Handkneten (02)
Kneten Sie den Handteller mit der Faust der anderen Hand.

Zwerchfellentspannung (03)
Massieren Sie mit der Kriechtechnik über die Zwerchfelllinie.

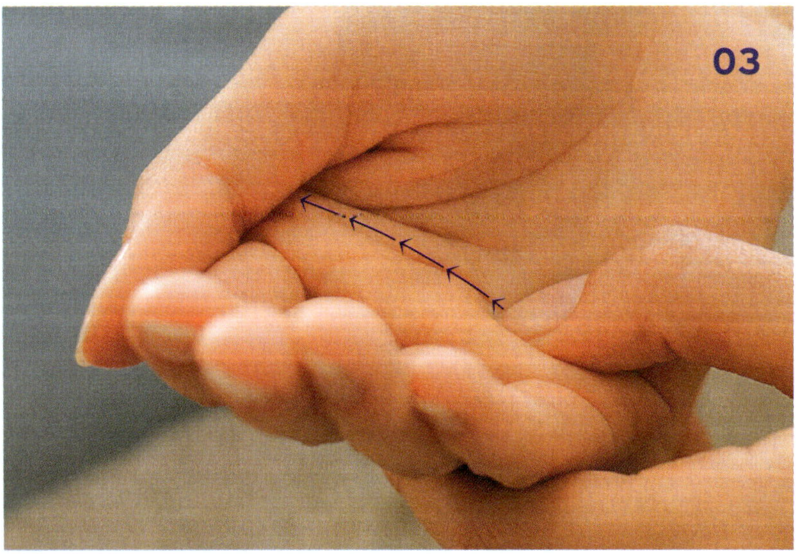

Lungenreflex (04 – 05)

Massieren Sie die Lungenzone, indem Sie mit dem Daumen von der Zwerchfelllinie zur Basis der Finger massieren. Bearbeiten Sie anschließend die Lungenzone auf dem Handrücken von oben nach unten.

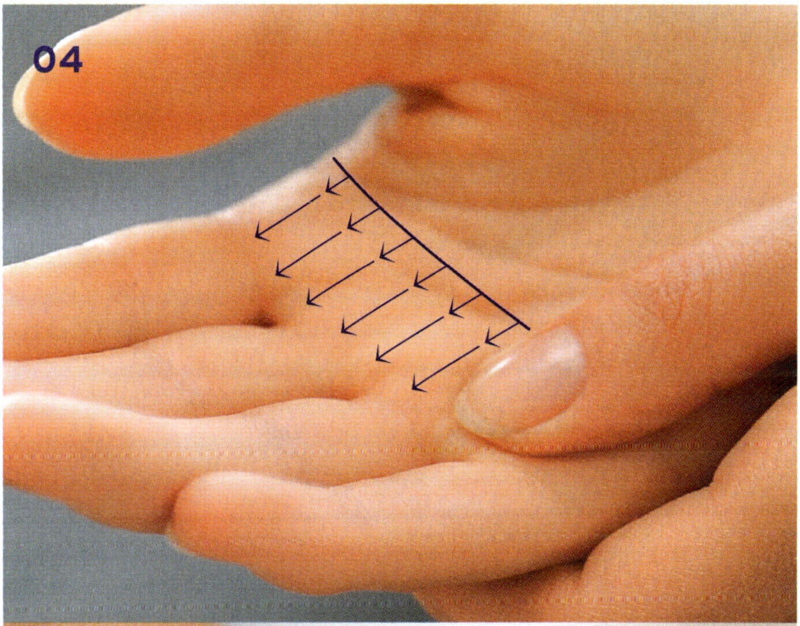

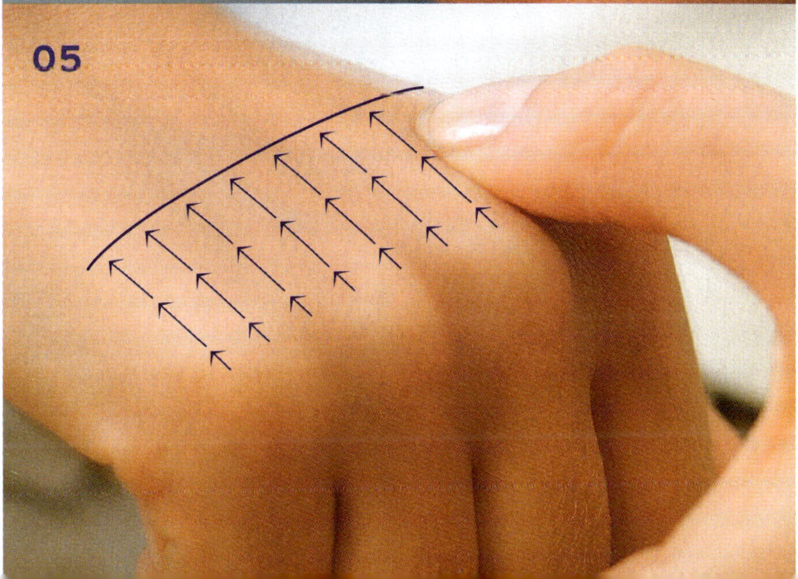

Energie-Frühstück

Eine kurze Reflexzonenmassage gibt Ihnen einen Energieschub, aber Sie müssen auch ein nahrhaftes Frühstück zu sich nehmen, um Ihren Stoffwechsel nach der langen Nacht wieder in Schwung zu bringen.
Wenn Sie Ihren Blutzuckerspiegel nicht wieder anheben, sind Sie schon nach kurzer Zeit wieder müde, haben Konzentrationsschwierigkeiten und reagieren gereizt.
Dabei können Sie sich in nur wenigen Minuten ein gesundes Frühstück zubereiten. Lassen Sie sich von den folgenden Ideen zu einem schmackhaften und nährstoffreichen Start in den Tag anregen.
Meiden Sie Bohnenkaffee, denn zu viel Koffein macht nervös; trinken Sie stattdessen Caro-Kaffee, Malzkaffee oder auch Kräutertee.

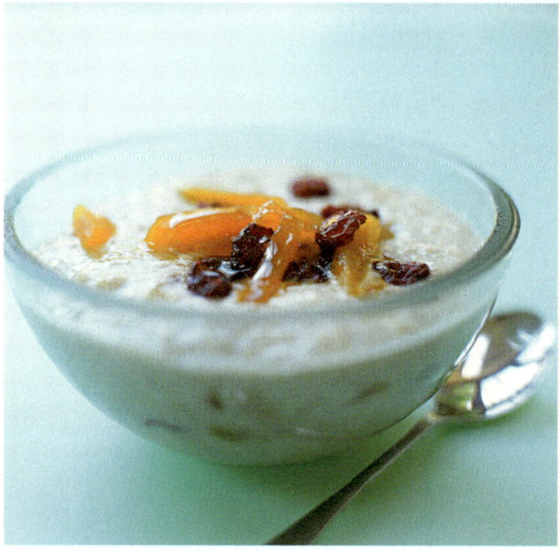

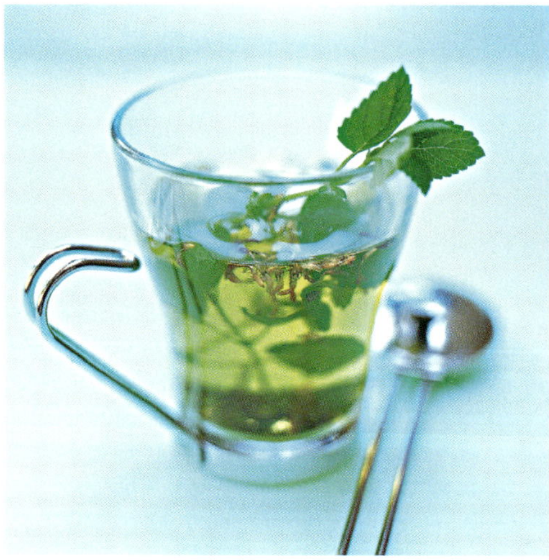

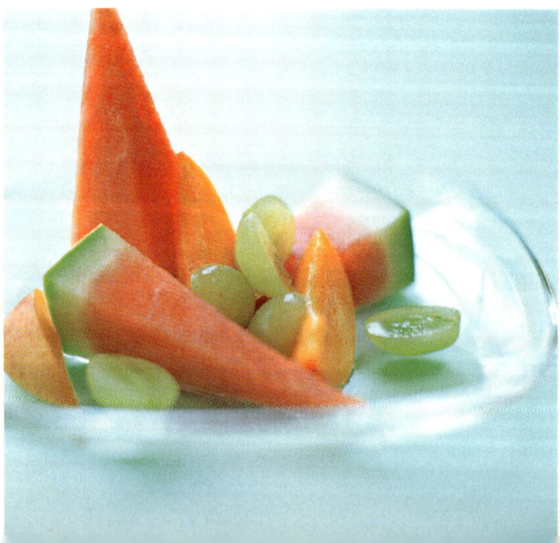

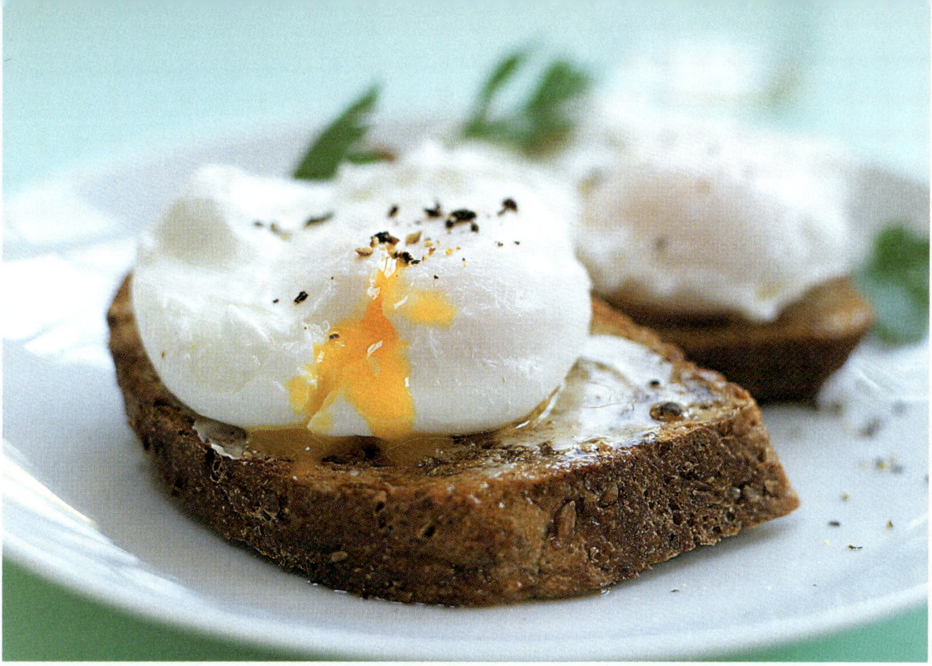

Ideen für ein 5-Minuten-Frühstück

Eine beliebige Kombination der folgenden Speisen geleitet Sie mit frischer Energie durch den Morgen:

- Haferbrei und Milch, mit klein geschnittenen Trockenfrüchten wie Aprikosen und Preiselbeeren gesüßt – der ideale Start für kalte Wintertage.
- Ein pochiertes Ei auf einer Scheibe Vollkorntoast – in der Mikrowelle können Sie das ganz schnell zubereiten.
- Frisches Obst wie etwa Aprikosen, Trauben und Wassermelonen. Sie können auch einen Löffel Natur-Joghurt hinzufügen.
- Probieren Sie statt Kaffee oder Schwarztee eine Mischung aus Rotklee, Brennnessel und Zitronenmelisse aus, die Sie mit einem Zweig frischer Zitronenmelisse garnieren können. Diese Teemischung schmeckt nicht nur gut, sondern hilft auch, Giftstoffe aus dem Körper zu schwemmen.
- Wahlweise können Sie auch einen Shake aus frischem Obst ausprobieren. Gießen Sie ein großes Glas Apfelsaft in einen Mixer, fügen Sie eine geschnittene Banane und Birne hinzu, und pürieren Sie das Ganze. Ein Obst-Shake ist eine gute Alternative, wenn Sie es nicht schaffen, rechtzeitig aufzustehen, um ein richtiges Frühstück zuzubereiten.

So werden Sie Erkältungen los

Wenn Sie mit Kopfschmerzen, verschnupfter Nase, tränenden Augen und entzündetem Hals aufwachen, haben Sie sich wahrscheinlich eine Erkältung zugezogen.
Das Beste ist dann, sie in Ruhe auszukurieren und sich gleichzeitig so viel Linderung wie möglich zu verschaffen.
Wenn man an einer richtigen Grippe erkrankt, fühlt man sich oft sehr elend, auch wenn man meist nicht lange leiden muss, da eine Grippe normalerweise innerhalb einer Woche abklingt. Zu den Symptomen gehören hohes Fieber, Kopf- und Gliederschmerzen, Husten, Halsschmerzen und eine allgemeine körperliche Erschöpfung. Seien Sie nicht beunruhigt, wenn Sie den Appetit verlieren, denn eine geringere Nahrungsaufnahme erlaubt Ihrem Körper, sich auf die Bekämpfung der Viren und Bakterien zu konzentrieren. Sofern keine Infektionen auftreten, etwa eine Bronchitis oder eine Lungenentzündung, ist es am besten, einfach im Bett zu bleiben und reichlich Flüssigkeit zu sich zu nehmen. Wenn Sie sich sehr unwohl fühlen, können Sie Schmerzmittel einnehmen, um die Symptome zu lindern und Ihr Fieber unter Kontrolle zu halten.

Eine Reflexzonenmassage kann die Beschwerden erheblich verbessern; bei Fieber sollten Sie allerdings nur die Entspannungsübungen auf den Seiten 38 und 142 anwenden und auf eine Reflexzonenmassage verzichten.

Allgemeine Tipps zur Selbsthilfe

Folgende Hausmittel sind bei einer Erkältung ebenfalls hilfreich:

- → Geben Sie den Saft einer frisch gepressten Zitrone und zwei Teelöffel Honig in ein Glas heißes Wasser.
- → Wenn Ihre Nase und Ihre Nebenhöhlen verstopft sind, sollten Sie inhalieren. Geben Sie fünf Tropfen Gautheria-, Wacholder-, Teebaum- oder Pfefferminzöl in eine Schüssel mit heißem Wasser. Beugen Sie sich über die Schüssel, hängen Sie sich ein Handtuch über den Kopf und atmen Sie langsam, aber gleichmäßig ein.
- → Zur Steigerung Ihrer Abwehrkräfte können Sie zwei- bis dreimal täglich 10 Tropfen Echinacea-Tropfen und einmal täglich 500 mg Vitamin C einnehmen.
- → Trinken Sie mindestens 2 Liter Wasser pro Tag, um Giftstoffe aus Ihrem Körper auszuschwemmen.

Sie gleichen dadurch außerdem den Flüssigkeitsverlust aus – denn eine laufende Nase entzieht dem Körper Wasser.

- Honig wirkt Wunder bei Reizhusten. Für ein beruhigendes Getränk lösen Sie 2 Teelöffel Honig und ebenso viel Apfelessig in 30 ml warmem Wasser. Auch 1 Teelöffel frisch gehackter Thymian, mit Honig vermischt, beruhigt Rachen und Brust und wirkt schleimlösend.
- Lutschen Sie alle drei Stunden eine Zinkpastille, um Halsschmerzen zu lindern und Ihre Abwehrkräfte zu stärken.
- Nehmen Sie abends ein heißes Bad, in das Sie sechs Tropfen Teebaumöl gegeben haben. Legen Sie sich danach ins Bett. Wiederholen Sie dies an den nächsten zwei oder drei Tagen.

Entgiftung nach einer Grippe oder schweren Erkältung

Oft werden Sie sich nach einer Grippe oder schweren Erkältung matt und angeschlagen fühlen. In diesem Fall sollten Sie eine Entgiftungskur machen. Die im Folgenden beschriebene Traubenkur eignet sich hervorragend zur Entschlackung und ist außerdem absolut ungefährlich und schonend. Um einen optimalen Erfolg zu erzielen, sollten Sie wenigstens drei Tage lang kuren, zum Beispiel an einem Wochenende, wenn Sie nicht arbeiten müssen. In den ersten beiden Tagen fühlen Sie sich vielleicht etwas erschöpft oder leiden an Kopfschmerzen; das sind jedoch positive Anzeichen dafür, dass der Körper entgiftet wird. Am dritten Tag sollten Sie sich gestärkt fühlen. Brechen Sie das Fasten langsam. Essen Sie zunächst ein bisschen Gemüsesuppe oder etwas Salat mit Fisch. Am nächsten Tag sollten Sie ein wenig geschälten Reis mit Tofu oder mit einer kleinen Portion Hühnchen probieren. Kehren Sie allmählich zu Ihren normalen Ernährungsgewohnheiten zurück.

So geht's

- Essen Sie jeden Tag vier oder fünf Portionen Trauben. (Eine Portion ist die Menge, die Sie in beiden hohlen Händen halten können.)
- Verwenden Sie blaue oder grüne Trauben, aber kaufen Sie nicht die kernlosen Sorten: Sie müssen Haut und Kerne mitessen, denn diese enthalten eine Substanz, die die Darmtätigkeit anregt.
- Kauen Sie die Kerne gründlich, bis sie etwa Sandkorngröße haben.
- Trinken Sie jeden Tag wenigstens vier Liter reines Mineralwasser, um die Giftstoffe auszuspülen, die die Trauben in Ihrem Körper freisetzen.

REFLEXZONENMASSAGE

Führen Sie das komplette Massage-Programm an Ihrer rechten Hand durch, und massieren Sie dann die linke. Bevor Sie beginnen, sollten Sie die Hände mit den Übungen auf S. 43 ff aufwärmen. Wenden Sie, sofern nicht anders beschrieben, immer die Kriechtechnik an.

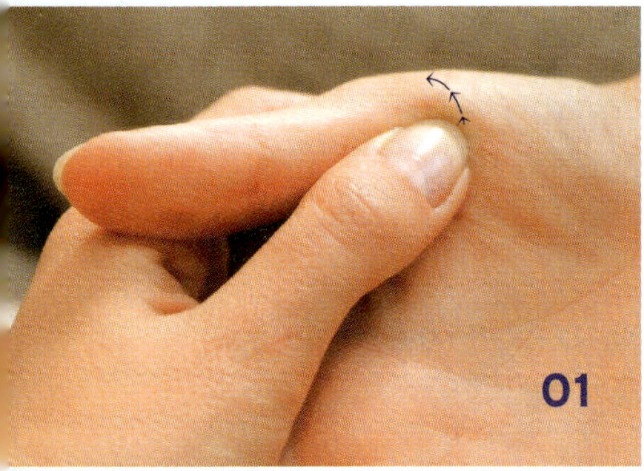

Rachen (01)

Massieren Sie einmal vollständig um die Daumenbasis.

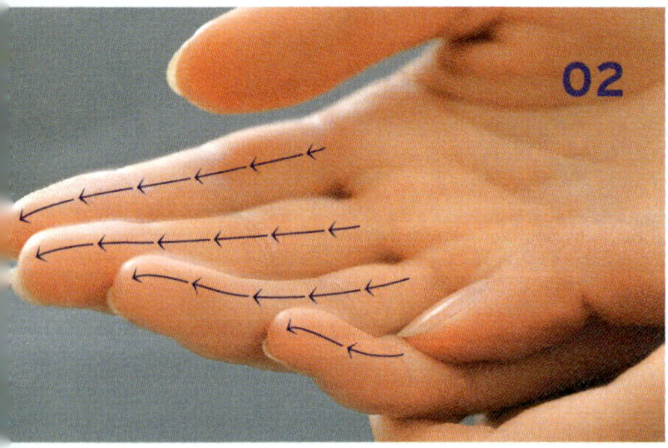

Gesicht und Nebenhöhlen (02)

Massieren Sie mit dem Daumen alle Finger nacheinander hinauf. Beginnen Sie an der Basis des kleinen Fingers.

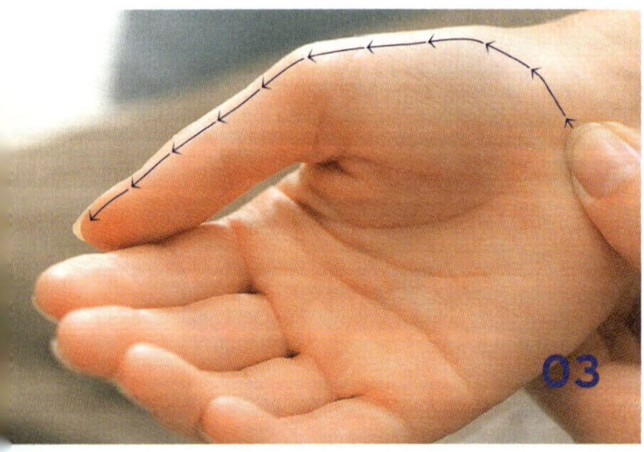

Wirbelsäule (03)

Massieren Sie mit dem Arbeitsdaumen über die Beckenlinie und die Außenseite des anderen Daumens.

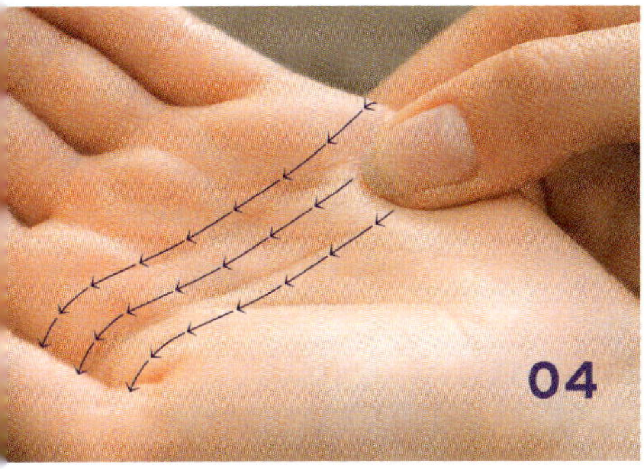

Milz (04)

Die Milzzone liegt unterhalb der Zwerchfelllinie und nur am äußeren Rand der linken Hand. Massieren Sie trotzdem, wie gezeigt, quer über die gesamte Handfläche.

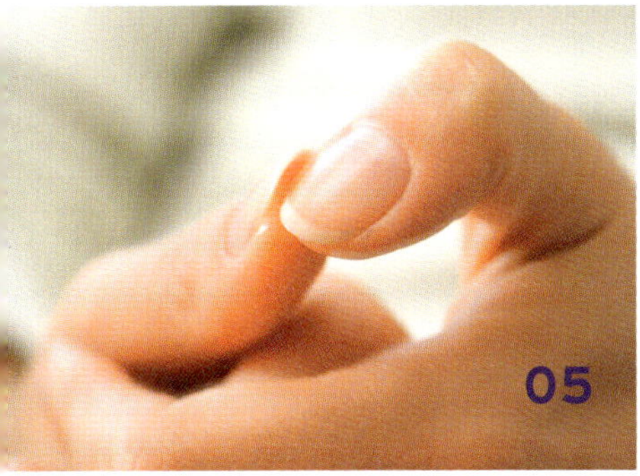

Gehirn (05)

Drücken Sie mit dem rechten Daumen kräftig auf die Kuppe des linken Daumens und umgekehrt.

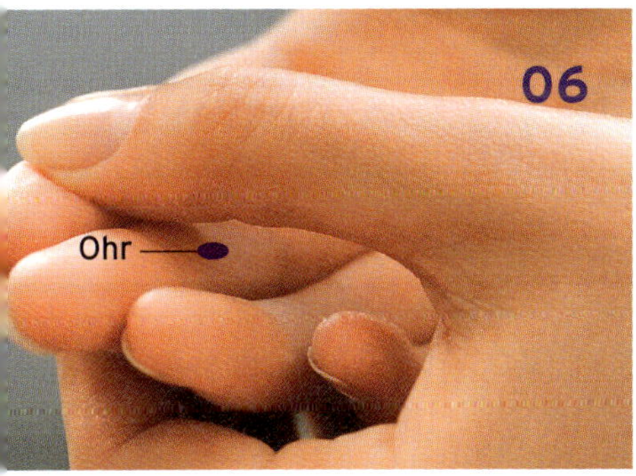

Auge und Ohr (06)

Stimulieren Sie die Augenzone unterhalb der ersten Krümmung des Zeigefingers. Drehen Sie den Daumen mehrfach darauf hin und her. Wiederholen Sie diese Bewegung an der Ohrzone, die unmittelbar unterhalb der ersten Krümmung des Mittelfingers liegt.

Weg mit den Kopfschmerzen!

Wenn man mit Kopfschmerzen aufwacht, kann das vielfältige Ursachen haben, etwa Wassermangel, eine Erkältung bzw. eine Grippe (siehe S. 48f), einen niedrigen Blutzuckerspiegel, Stress, Übermüdung oder eine Überanstrengung der Augen (siehe S. 79). Versuchen Sie die Schmerzen nicht mit Schmerzmitteln zu unterdrücken, beseitigen Sie stattdessen die Ursache und damit den Schmerz (zur Behandlung von Migräne siehe S. 80 f).
Eine Reflexzonenmassage kann Kopfschmerzen auf der Stelle lindern, insbesondere wenn Sie Zeit für eine Fußbehandlung haben (siehe S. 142 ff). Die Selbstmassage der Hand ist jedoch fast genauso wirkungsvoll.

Allgemeine Tipps zur Selbsthilfe

- → Auch hier gilt: Trinken sie viel Wasser, um den Flüssigkeitsverlust des Körpers auszugleichen und Schlacke auszuschwemmen, und meiden Sie Lebensmittel, die die Symptome verschlimmern könnten, wie Kaffee, Schwarztee, Käse, Milch, Schokolade und Alkohol.
- → Wenn Sie sehr müde sind, versuchen Sie, mehr zu schlafen. Bei Schlafstörungen siehe S.99 f.
- → Regelmäßige Kopfschmerzen können auf Fehlsichtigkeit hindeuten. Suchen Sie Ihren Augenarzt oder Optiker auf.
- → Ein Teelöffel Honig bringt Ihren Blutzuckerspiegel wieder ins Gleichgewicht.
- → Entspannen Sie sich in einem heißen Bad, das Sie mit fünf Tropfen Lavendel-, Pfefferminz- oder Majoranöl versetzt haben.
- → Legen Sie eine kalte Kompresse mit Rosenöl auf.
- → Bitten Sie Ihren Partner, Ihnen eine Kopf-, Nacken- und Schultermassage (siehe S. 93) zu geben. Mischen Sie ein paar Tropfen Pfefferminz- oder Anissamenöl in Ihr Basisöl. Nehmen Sie, wenn die Symptome anhalten, ein kleines Döschen Tigerbalsam mit zur Arbeit. Massieren Sie damit in einem ruhigen Augenblick sanft die Stirn, die Nebenhöhlen und Schläfen.

«Kater»

Auch übermäßiger Genuss von Alkohol kann Kopfschmerzen verursachen. In diesem Fall sollten Sie zusätzlich die Leberzone massieren (siehe S. 30).

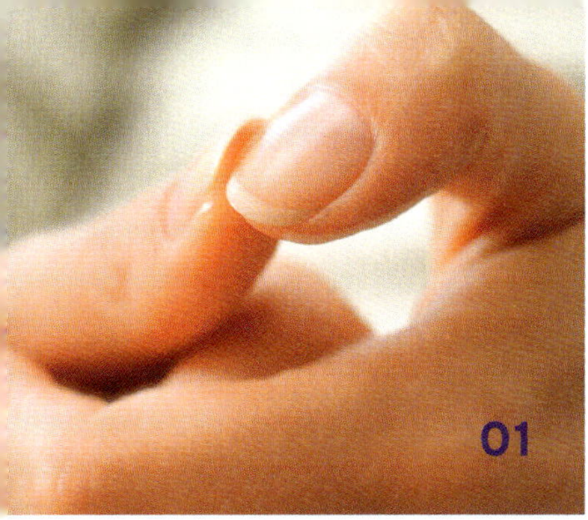
01

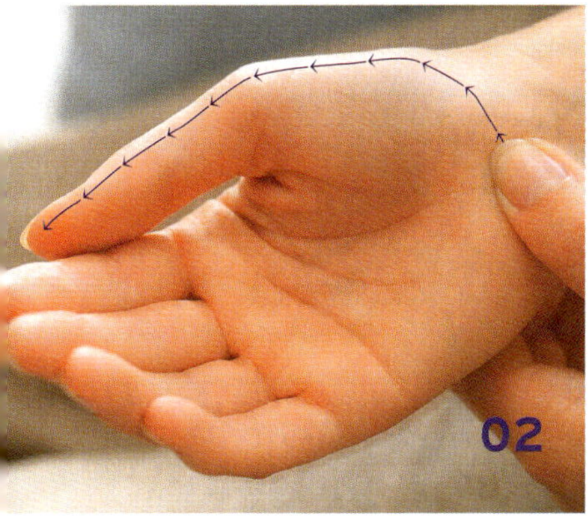
02

REFLEXZONENMASSAGE
Massieren Sie zunächst alle Reflexzonen der rechten Hand und anschließend die an der linken. Wärmen Sie die Hand auf, die Sie massieren wollen.

Gehirn (01)
Um den Reflexpunkt des Gehirns zu massieren, drücken Sie mit dem rechten Daumen fest auf die Kuppe des linken Daumens. Wechseln Sie dann die Hände.

Wirbelsäule (02)
Die Wirbelsäulenzone beginnt an der Basis der Hand und zieht sich über die Außenseite des Daumens. Massieren Sie die gesamte Reflexzone mit der Kriechtechnik, um Spannungen in der Wirbelsäule und im Zentralnervensystem abzubauen.

Allgemeine Tipps zur Selbsthilfe

- Meiden Sie Aspirin, das den Magen reizen kann, und Kaffee, der Sie nur weiter dehydriert. Stattdessen sollten Sie den ganzen Tag über viel trinken, um zu entschlacken und den Flüssigkeitsverlust auszugleichen.
- Nachdem Sie Ihre Hände massiert haben, sollten Sie sich zehn Minuten lang mit einer kalten Kompresse auf Ihr Bett legen. Geben Sie hierfür sechs Eiswürfel in 100 ml Wasser und fügen Sie fünf Tropfen Rosen-, Geranien- oder Kamillenöl bei. Tränken Sie Wattebausche in der Lösung und legen Sie sie auf Schläfen und Stirn.
- Essen Sie eine Scheibe trockenes Roggenbrot oder einen kleinen Becher Naturjoghurt mit Honig und Haferflocken oder Hefe. Wenn Ihnen übel ist, hilft es, einfach an einer Tasse Pfefferminztee zu nippen.

Das hilft bei Menstruationsschmerzen

Schmerzhafte Perioden können einem schwer zusetzen. Manchmal kann Verstopfung die Schmerzen verschlimmern, denn ein überfüllter Darm drückt auf die Gebärmutter. Ernähren Sie sich ausgewogen, um bei Kräften zu bleiben, und achten Sie vor allem in der Woche vor der Periode sorgfältig auf Ihre Ernährung. Bewegen Sie sich möglichst viel, aber gemächlich: Yoga, Schwimmen und Spazierengehen eignen sich besonders gut, um Menstruationsschmerzen zu lindern bzw. gänzlich zu vermeiden.

Allgemeine Tipps zur Selbsthilfe

- Mischen Sie ein paar Tropfen Kamillenöl in ein Basisöl, z. B. Mandelöl, und massieren Sie damit sanft den Bauch.
- Nehmen Sie zur Linderung von Krämpfen Dong Quai (weiblichen Ginseng), ein traditionelles pflanzliches Heilmittel, in Kapselform.
- Kamillentee hilft gegen Schmerzen und nervöse Anspannung. Himbeerblättertee vermindert die Blähungsneigung.
- Entspannen Sie sich in einem heißen Bad, das Sie mit fünf Tropfen Edelkamillen-, Majoran- oder Zypressenöl versetzen können; so lindern Sie Bauchkrämpfe.
- Legen Sie sich eine gut eingewickelte Wärmflasche auf den Bauch oder den unteren Rücken – das entkrampft.

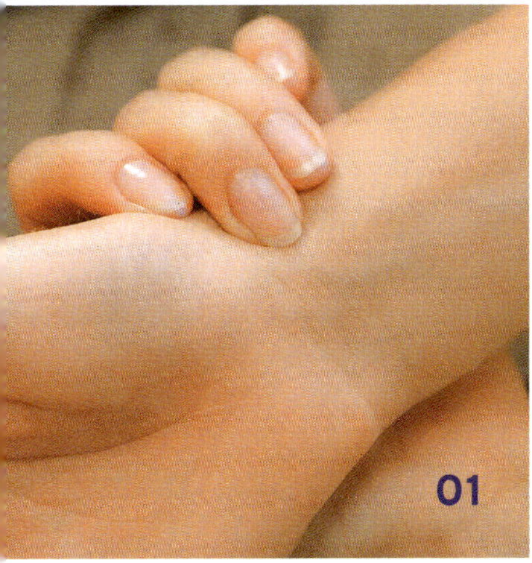

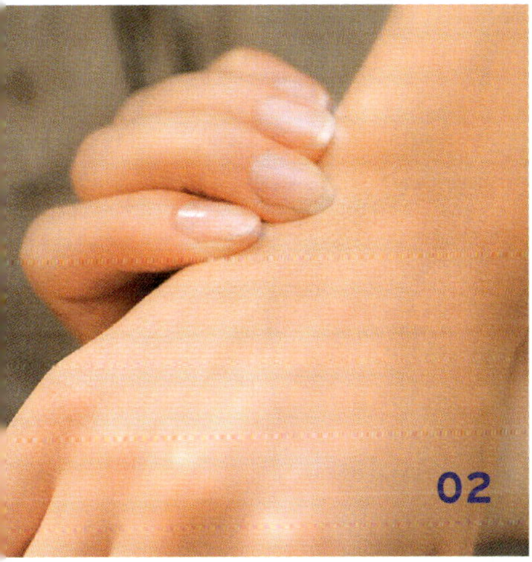

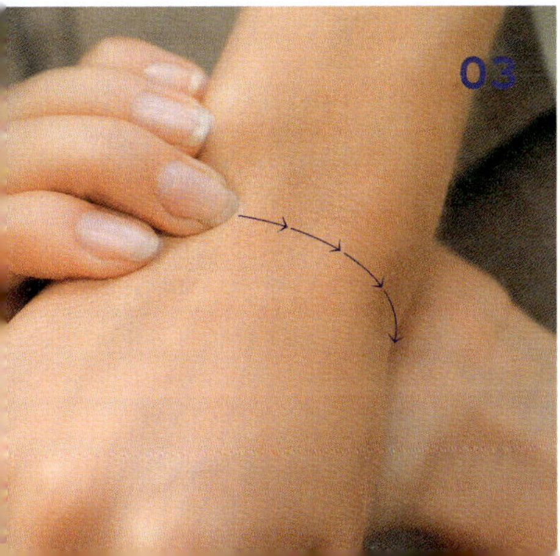

REFLEXZONENMASSAGE

Eine Reflexzonenmassage sorgt bei Menstruationsschmerzen ebenfalls für rasche Abhilfe. Bei starken Symptomen sollten Sie jemanden bitten, Ihre Füße zu massieren (siehe S. 130 f). Zur Selbstbehandlung massieren Sie mit der Kriechtechnik abwechselnd beide Hände. Vergessen Sie nicht die Aufwärmübungen.

Gebärmutter (01)

Massieren Sie die Gebärmutterzone mit dem Mittelfinger Ihrer Arbeitshand. Die Zone liegt auf dem Handgelenk, unterhalb des Daumens.

Eierstock (02)

Massieren Sie mit demselben Finger die Eierstockzone an der Innenseite der Hand vor dem Handgelenk.

Eileiter (03)

Stimulieren Sie diese Reflexzone, die das Handgelenk wie ein Armband umschließt, mit allen vier Fingern Ihrer Arbeitshand.

Vor der Periode

- Trinken Sie viel Wasser.
- Meiden Sie Koffein oder reduzieren Sie wenigstens Ihren Koffeinkonsum: Trinken Sie nicht mehr als drei Tassen am Tag.
- Schränken Sie den Proteinverzehr ein.
- Essen Sie weniger Nahrungsmittel, die raffinierten Zucker enthalten.
- Trinken Sie möglichst wenig Alkohol.
- Essen Sie mehr Vollkornkost, ungeschälten Reis und Teigwaren, Haferflocken und Vollkornbrot.
- Verzehren Sie Pflanzenöstrogene, die z. B. in Kichererbsen und Soja enthalten sind.
- Nehmen Sie mehr Linolsäure zu sich. Diese ist in Leinsamen, Soja- und Sonnenblumenkernen sowie Sesamsamen enthalten.
- Essen Sie kalziumreiches grünes Gemüse (z. B. Brokkoli, Kichererbsen, Bohnen und Linsen) sowie grüne Kräuter (z. B. Petersilie oder Brunnenkresse).

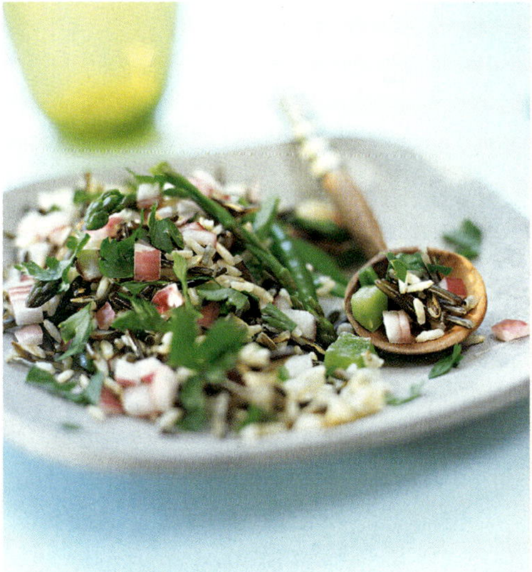

Übelkeit in der Schwangerschaft – was tun?

Viele Frauen leiden in den ersten zwölf Schwangerschaftswochen an Übelkeit, vor allem morgens. Während der frühen Schwangerschaft produziert der Körper einen Überschuss an weiblichen Hormonen, um den Fetus fest in der Gebärmutter zu verankern. Das führt dazu, dass zusätzliche Flüssigkeit im Gehirn zirkuliert und dadurch die Gleichgewichtsmechanismen im Innenohr beeinträchtigt werden – ähnlich wie bei der Reisekrankheit.

Allgemeine Tipps zur Selbsthilfe

- Stehen Sie nicht zu schnell auf. Nehmen Sie vor dem Aufstehen eine Tasse gesüßten Schwarztee oder Pfefferminztee mit einem trockenen Keks zu sich.
- Beugen Sie sich nicht in der Taille nach vorn, weil das den Vagus (X. Hirnnerv) reizen kann. Hocken Sie sich stattdessen hin; dadurch strecken Sie zudem den unteren Rücken und öffnen das Becken – und das entspannt.
- Geben Sie ein paar Tropfen Abelmoschusöl auf ein Taschentuch und atmen Sie tief und langsam ein. Das ist ein ideales Mittel gegen Übelkeit, wenn Sie unterwegs oder bei der Arbeit sind.
- Trinken Sie Ingwertee oder knabbern Sie Ingwerkekse.
- Achten Sie auf Ihre Ernährung, denn ein Mangel an Vitaminen des B-Komplexes sowie an Zink scheint die morgendliche Übelkeit zu verschlimmern. Zink ist in rotem Fleisch, Kürbiskernen und grünem Gemüse enthalten, während Bananen, Basilikum und Ingwer reich an Vitamin B6 sind.
- Ein niedriger Blutzucker kann die Übelkeit verschlimmern. Essen Sie daher eine halbe Stunde vor dem Schlafengehen einen eiweißreichen Snack. Essen Sie grundsätzlich kleinere Portionen, dafür aber mehrmals am Tag.

REFLEXZONENMASSAGE

Die Reflexzonenmassage hilft bei Übelkeit, vor allem wenn die Hirnanhangdrüse und der gesamte Verdauungsapparat über ihre Fußreflexzonen stimuliert werden. Falls Sie in einem öffentlichen Verkehrsmittel unterwegs sind und Ihnen plötzlich übel wird, können Sie die Hände folgendermaßen massieren:

ACHTUNG! Gehen Sie zum Arzt, falls Sie längere Zeit unter starkem Erbrechen leiden. Wenn Sie schon einmal eine Fehlgeburt hatten, sollten Sie auf Reflexzonenmassage verzichten.

Gehirn (01)

Nachdem Sie die Hand aufgewärmt haben, die Sie massieren möchten (siehe S. 43 ff), sollten Sie mit dem Daumen der Arbeitshand kräftig auf die Kuppe des anderen Daumens drücken.

Hals und Schilddrüse (02)

Massieren Sie mit der Kriechtechnik einmal vollständig um die Basis des anderen Daumens herum.

Nebenniere (03)

Massieren Sie die markierte Zone am Daumenballen mit der Kriechtechnik. Wenn Sie die Reflexpunkte stärker anregen möchten, drehen Sie den Daumen ruhig etwas kräftiger.

Bauchspeicheldrüse, Magen und Milz (04)

Die Reflexzonen für die Bauchspeicheldrüse, den Magen und die Milz befinden sich nur an der linken Hand. Massieren Sie die Zone in der gezeigten Weise.

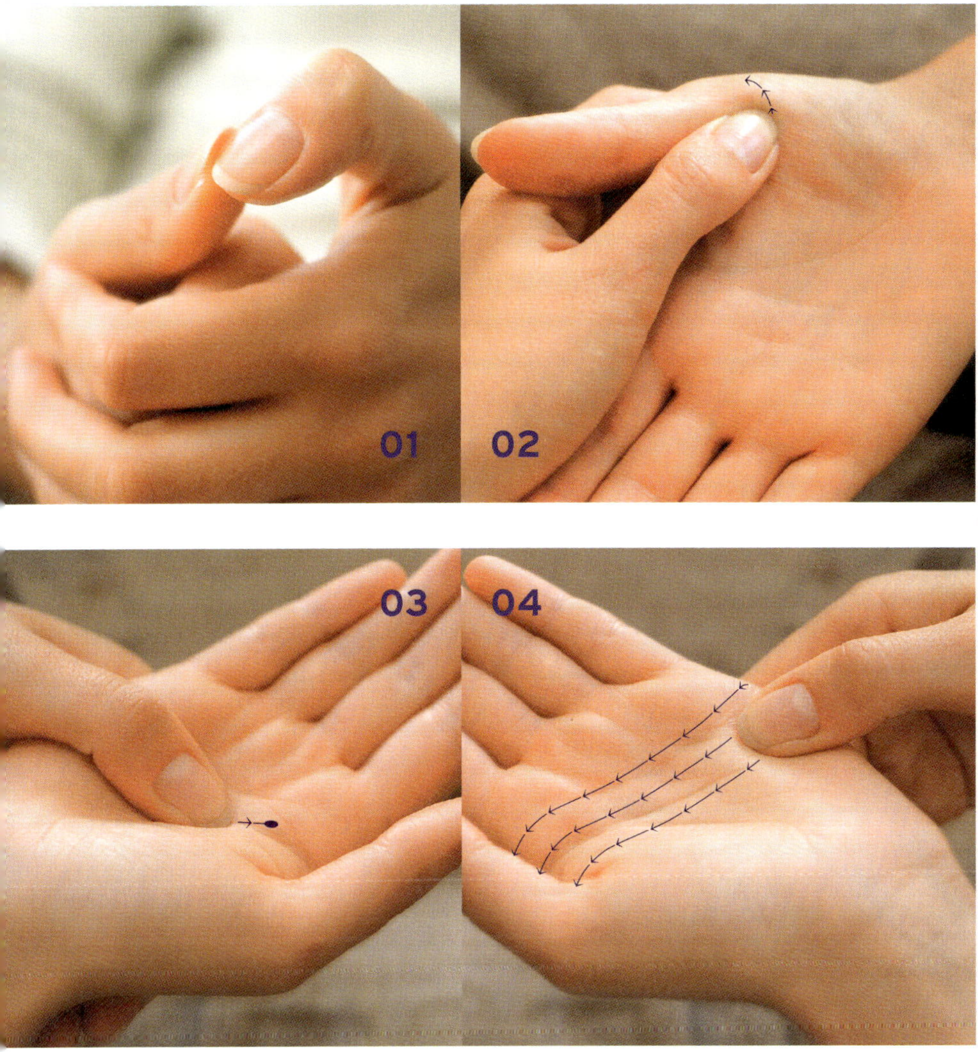
01
02
03
04

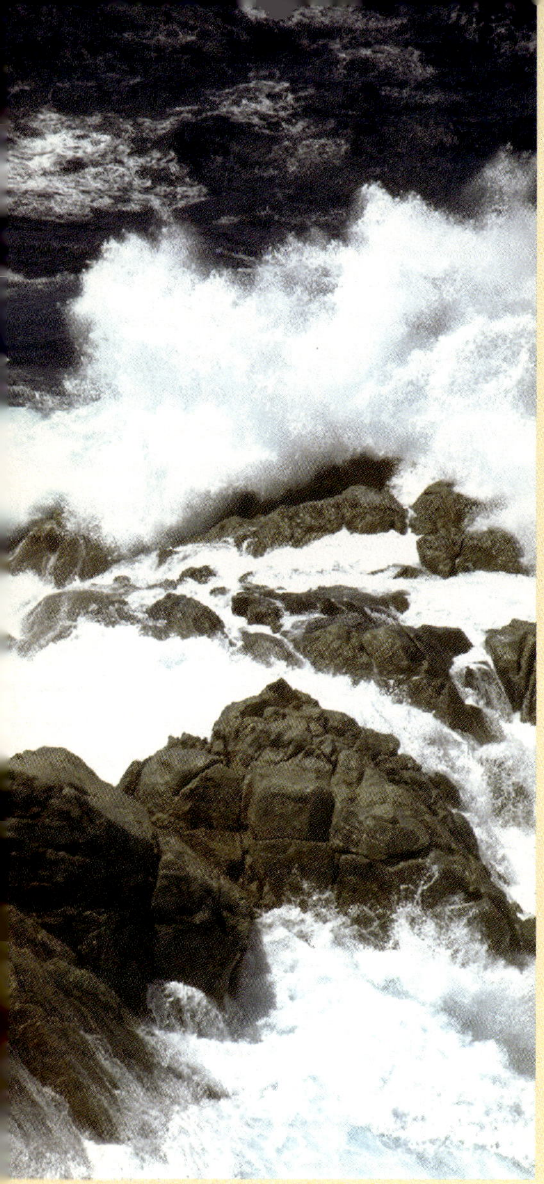

Unterwegs

Energie in Bus, Flugzeug, Bahn

Durch immer ausgeklügeltere Reiseplanungssysteme sind Fernreisen für Geschäftsleute und Urlauber zunehmend zu einer Selbstverständlichkeit geworden. Gleichzeitig empfinden viele Reisen als anstrengender, da heute mehr Menschen unterwegs sind, die Kunden höhere Ansprüche stellen und alle weniger Zeit zur Verfügung haben.
Unabhängig davon, welches Verkehrsmittel man nutzt, kann eine Reise selbst den geduldigsten Menschen auf eine harte Probe stellen. Zum Glück können Sie vieles tun, um Ihre Reise so angenehm und entspannend wie möglich zu gestalten. Die Reflexzonenmassage hilft Ihnen dabei, sich in Stresssituationen zu beruhigen, sich einen Energieschub zu geben und Ihren Kreislauf zu stabilisieren. Das Beste daran ist, dass Sie nur Ihre Hände und etwas Know-how dafür brauchen.
Wenn Sie morgens reisen, sollten Sie ein nahrhaftes Frühstück (siehe S. 46 f) zu sich nehmen und Kaffee meiden, denn Koffein stimuliert die Nebennieren und macht nervös.
Achten Sie darauf, was Sie unterwegs essen, und meiden Sie salzige Snacks oder ungesundes Essen: Salz fördert die Wasseransammlung im Körper und kann die Füße, Beine und Fußknöchel sowie die Augen anschwellen lassen. Bereiten Sie stattdessen einen Reise-Picknick vor: eine große Flasche Wasser, eine Banane als Energielieferanten und zur Förderung der Konzentration und eine kleine, aber nährstoffreiche Tüte mit Sonnenblumen- und Kürbiskernen.
Auf langen Reisen, besonders im Flugzeug (siehe S. 68 f), sollten Sie flache Schuhe und lockere Kleidung tragen, weil zu enge Hosen die Atmung und damit den Kreislauf beeinträchtigen.
Wenn Sie regelmäßig Auto fahren, sollten Sie eine Rückenstütze verwenden, da langes Sitzen die Lendenwirbelsäule belastet und zu Rückenproblemen führen kann.
Legen Sie auf längeren Strecken regelmäßig Pausen ein. Das verbessert Ihre Konzentrationsfähigkeit und beseitigt Verspannungen in der Hüft- und Wirbelsäulenmuskulatur.

Panikattacken vermeiden

Panikattacken sind traumatische Erlebnisse, und sie können einen scheinbar aus heiterem Himmel treffen. Patienten, die häufig darunter leiden, können jedoch oft die Umstände angeben, die die Anfälle auslösen, z. B. das Fahren in öffentlichen Verkehrsmitteln. So unangenehm und erschreckend die Anfälle sind, sollten Sie daran denken, dass sie meist sehr schnell vorübergehen. Siehe S. 128 f für eine längerfristige Behandlung.

Allgemeine Symptome

Wenn Sie zum ersten Mal eine Panikattacke haben, glauben Sie vielleicht, dass Sie einen Herzinfarkt haben. Gängige Symptome sind Schwächegefühle, Kurzatmigkeit, Übelkeit, Schweißausbrüche, Hitzewallungen oder Kälteschauer, Harndrang oder Schmerzen bzw. ein beengendes Gefühl in der Brust. Denken Sie nicht, dass Sie allein sind, wenn Sie an Panikattacken leiden: Etwa 35 Prozent aller Menschen haben wenigstens einmal im Leben einen Panikanfall.

Allgemeine Tipps zur Selbsthilfe

Sie können, unabhängig von Ihrem Aufenthaltsort, viel tun, um einen Anfall zu bewältigen.

- Atmen Sie mehrmals langsam und tief ein, lassen Sie die Hände auf dem Bauch liegen und fühlen Sie, wie er sich hebt und senkt. Wenn Sie hyperventilieren, atmen Sie langsam und gleichmäßig in eine Papiertüte. Das verringert den Sauerstoffgehalt und erhöht den Kohlendioxidanteil in Ihrem Blut und lässt Sie dadurch ruhiger werden.
- Lenken Sie sich ab, indem Sie sich auf banale Aufgaben oder Gegenstände konzentrieren wie etwa, was Sie fürs Abendessen einkaufen müssen.
- Stehen Sie auf und gehen oder joggen Sie ein bisschen, um überschüssiges Adrenalin abzubauen. Das ist auch ganz diskret möglich, indem Sie vorgeben, auf die Toilette zu gehen.
- Viele Betroffene berichten, dass ein paar Tropfen Bach-Blütenessenz wahre Wunder wirken.
- Hören Sie entspannende Musik oder Meditationen auf einem Walkman, um dem Angstgefühl gegensteuern zu können.

REFLEXZONENMASSAGE

Eine einfache Handmassage, sobald Sie die Angst in sich aufsteigen spüren, hilft Ihnen, sich zu entspannen und kann einen Anfall in vielen Fällen auch ganz abwenden. Die Behandlung lenkt Sie außerdem von der Angst ab, und Sie kriegen die Situation wieder in den Griff. Konzentrieren Sie sich mit der Kriechtechnik auf die leicht zu findende Zwerchfell- und Lungenzone. Wenn Sie ruhiger geworden sind, massieren Sie die gesamte Hand methodisch (siehe S. 136 ff).

Zwerchfell (01)

Massieren Sie mit dem Daumen die Zwerchfelllinie von der Handinnenseite zur Handaußenseite.

Lunge: Handinnenflächen (02)

Massieren Sie die Lungenzone an der Handinnenfläche. Beginnen Sie an der Zwerchfelllinie, und massieren Sie in Richtung Fingerbasis.

Lunge: Handrücken (03)

Massieren Sie die Lungenzone auf dem Handrücken mit dem Daumen oder Zeigefinger von der Fingerbasis weg.

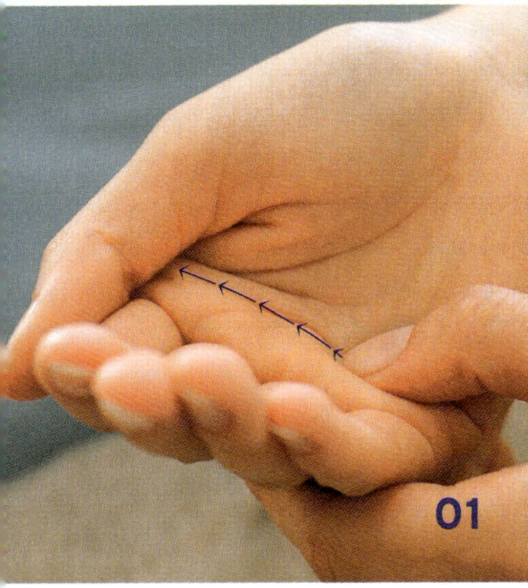
01

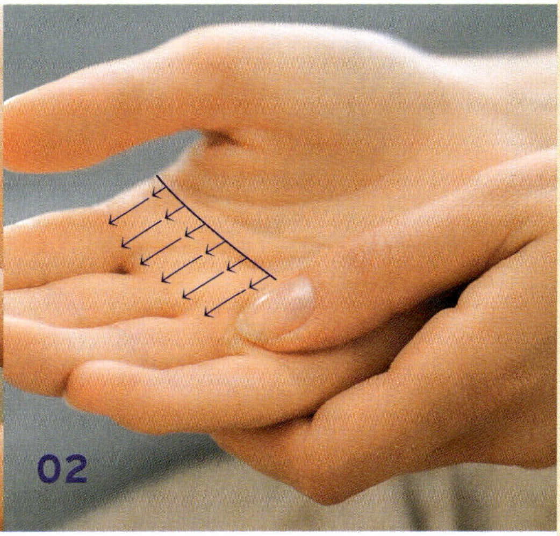
02

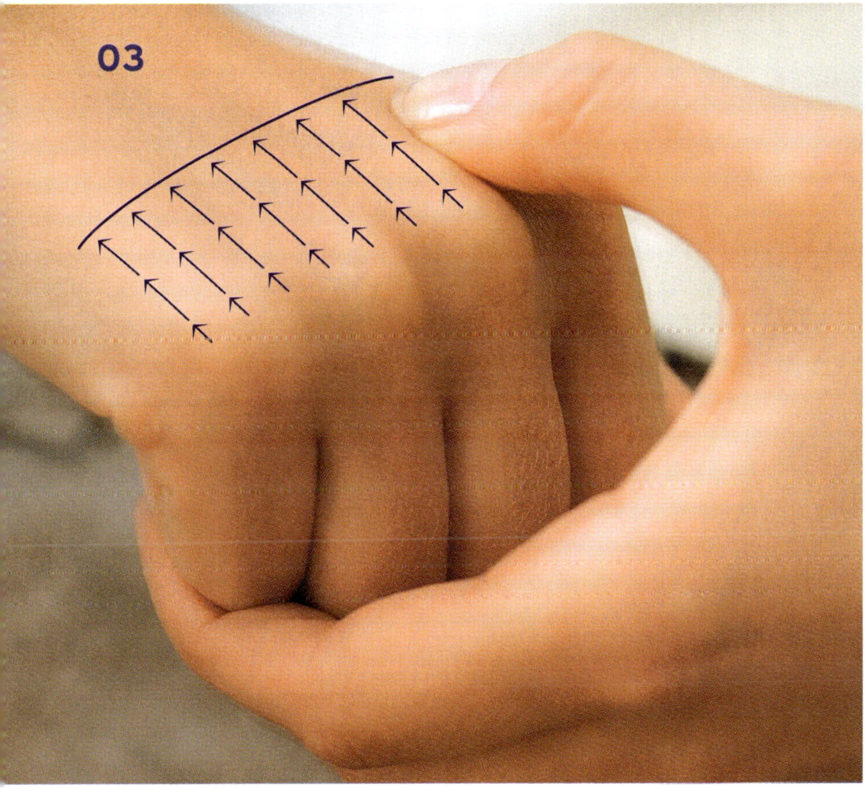
03

Reisekrankheit heilen

Während einige Menschen selbst bei stürmischer See nicht die geringste Unpässlichkeit spüren, wird anderen schon in einem fahrenden Auto so übel, dass sie sich übergeben müssen. Die Reisekrankheit wird durch eine Überempfindlichkeit des Innenohrs verursacht, die Schwindelgefühle hervorruft, welche sich wiederum auf den Magen schlagen.

Allgemeine Tipps zur Selbsthilfe

Mit etwas Überlegung und Vorbereitung können Sie jede Reise angenehmer gestalten:

- Verzehren Sie am Abend vor Reiseantritt keine schweren oder stark gewürzten Speisen. Essen Sie vor der Abreise eine oder zwei Scheiben trockenen Toast, und trinken Sie vor oder während der Reise keinen Kaffee oder schwarzen Tee.
- Trinken Sie Ingwertee, knabbern Sie Ingwerkekse oder nehmen Sie Ingwerkapseln ein, um Übelkeit zu bekämpfen und Magen-Darm-Beschwerden zu lindern. Wenn Sie Ingwer nicht mögen, lutschen Sie ein Stück frische Zitrone oder Pfefferminzbonbons.
- Setzen Sie sich immer in Fahrtrichtung, und wenn Sie mit einem Auto oder Bus fahren, setzen Sie sich nach vorn. Sorgen Sie für eine gute Belüftung. Wenn Sie eine Schiffsreise machen, stellen Sie sich an Deck, und atmen Sie die frische Meeresluft langsam und tief ein, während Sie sich auf den Horizont konzentrieren.

REFLEXZONENMASSAGE

Die Reflexzonenmassage ist ein wirksames Gegenmittel gegen die Reisekrankheit, und die im Folgenden gezeigten einfachen Massagetechniken lindern und beseitigen Schwindelgefühle und Übelkeit.
Wärmen Sie zunächst die Hand auf, die massiert werden soll, und bearbeiten Sie dann die angegebenen Reflexzonen. Beginnen Sie mit der rechten Hand.

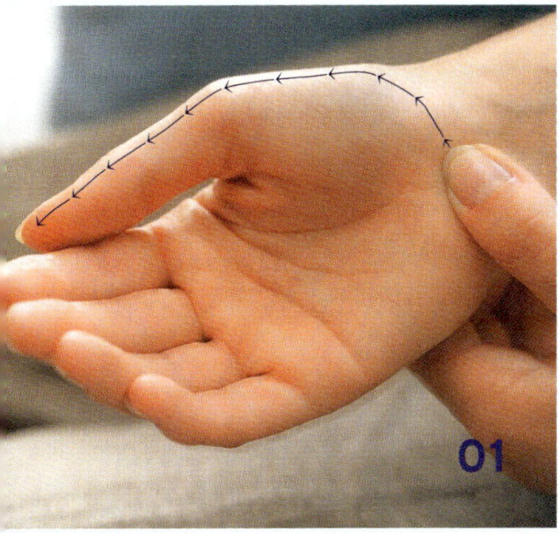

Wirbelsäule (01)

Massieren Sie die gesamte Wirbelsäulenzone in der gezeigten Weise. Da die Wirbelsäule das Zentralnervensystem umschließt, trägt diese Massage dazu bei, Ihren gesamten Körper wieder ins Gleichgewicht zu bringen.

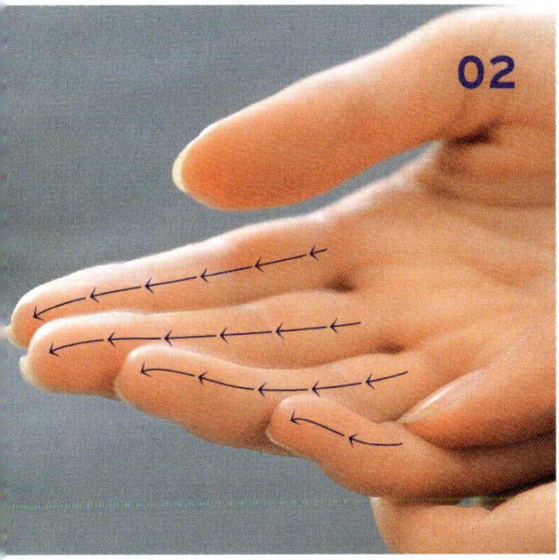

Nasenebenhöhlen (02)

Behandeln Sie die Nebenhöhlenzone mit der Kriechtechnik. Massieren Sie sämtliche Finger nacheinander; beginnen Sie an der Basis des kleinen Fingers. Der kleine Finger ist auch die Reflexzone für die Schulter, die sich mit der Nebenhöhlenzone überschneidet. Somit können Sie gleichzeitig Schultern und Nacken entspannen.

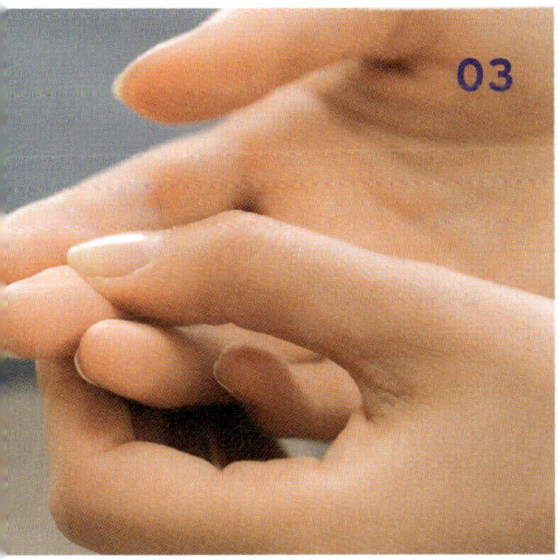

Ohr (03)

Drücken Sie mit dem rechten Daumen auf den Reflexpunkt und drehen Sie den Daumen drei- bis viermal hin und her. Der Reflexpunkt für das Ohr liegt unmittelbar unterhalb des ersten Gelenks des Mittelfingers.

Ganz entspannt fliegen

Eine Flugreise ist oftmals die schnellste und bequemste Möglichkeit, ein Ziel zu erreichen. Daher begeben sich immer mehr Menschen – Geschäftsreisende wie Touristen – in die Lüfte, obwohl Flugreisen für den Organismus sehr strapaziös sind. Nutzen Sie die Reflexzonenmassage und die Tipps zur Selbsthilfe, um die unerwünschten Nebenwirkungen von Flugreisen zu minimieren und Ihren Flug angenehmer zu gestalten.

Trinken Sie ausreichend Wasser!

Sie sollten unbedingt viel Wasser trinken, um den Flüssigkeitsverlust auszugleichen, der durch das Einatmen der extrem trockenen Kabinenluft verursacht wird. Auch wenn Alkohol entspannungsfördernd wirkt, sollten Sie weitgehend darauf verzichten, denn Alkohol wirkt harntreibend und fördert so noch zusätzlich den Wasserverlust. Trinken Sie stattdessen Mineralwasser. Nehmen Sie eine eigene 2-Liter-Flasche mit, um Ihr Glas nachzufüllen.

Stärken Sie die körpereigenen Abwehrkräfte

Das Einatmen der trockenen Kabinenluft ist auch für das stärkste Immunsystem eine schwere Belastungsprobe, besonders wenn man bereits erschöpft ist: Die Passagiere sind nicht nur stundenlang den Bakterien und Viren ihrer Mitreisenden ausgesetzt, obendrein trocknen die natürlichen Filter des Körpers – Nase, Rachen, Lungen und Augen – aus und arbeiten dadurch nicht mehr so effizient.

Allgemeine Tipps zur Selbsthilfe

- Verzichten Sie auf salzige Snacks
- Nehmen Sie zur Stärkung des Immunsystems vor dem Flug Vitamin C, Echinacea-Tropfen oder auch Zink ein. Die Vitamine des B-Komplex helfen bei der Stressbewältigung.

REFLEXZONENMASSAGE

Die Reflexzonenmassage ist ein hervorragendes Mittel zur Stärkung des Immunsystems. Um einen optimalen Erfolg zu erzielen, sollten Sie eine vollständige

Handmassage durchführen und sich ein paar Minuten Zeit nehmen, um die Leber- und die Milzzone zu massieren.

Leber (01)

Die Leber-Reflexzone ist auf die rechte Hand beschränkt. Sie finden sie zwischen der Zwerchfell- und der Taillenlinie, und sie erstreckt sich quer über die Handinnenfläche, vom kleinen Finger bis zum Mittelfinger. Bearbeiten Sie die gesamte Zone und den Rand der angrenzenden Darmzone in der gezeigten Weise mit dem linken Daumen. Massieren Sie diese Zone drei- bis viermal.

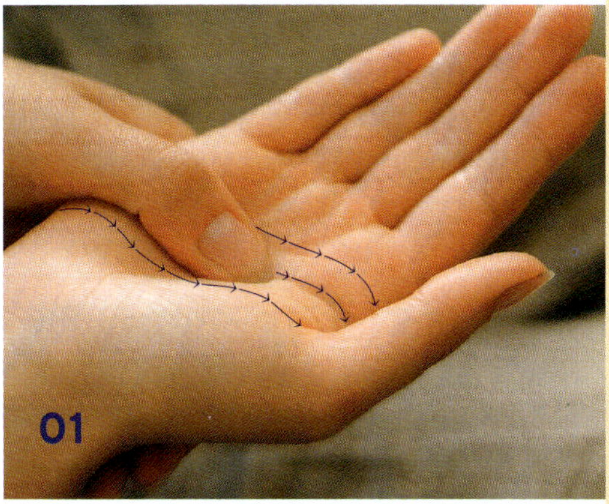

Milz (02)

Die eigentliche Milzzone ist an der Außenseite der linken Hand zu finden. Sie liegt unterhalb des kleinen Fingers und der Zwerchfelllinie. Sie endet unmittelbar unterhalb der Taillenlinie. Massieren Sie mit der Kriechtechnik über die gesamte markierte Zone, nicht nur über die Milzzone. Sie stimulieren dabei auch die Reflexe für den Magen, die Bauchspeicheldrüse sowie Dünn- und Dickdarm. Wiederholen Sie die Massage drei- bis viermal.

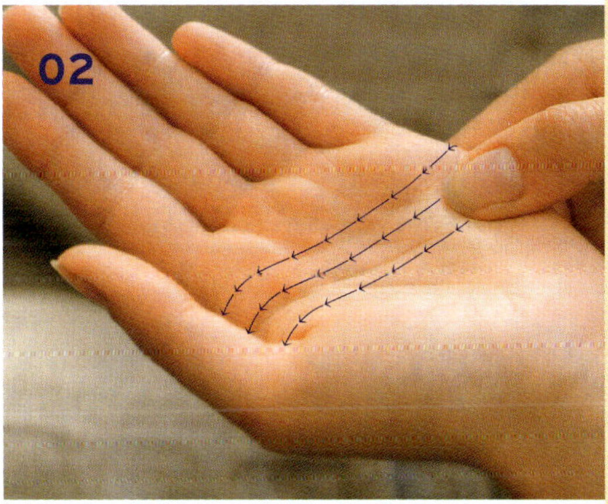

Beugen Sie einer tiefen Venenthrombose vor!

Selbst wenn Sie sich den Luxus von Business- oder First-Class-Sitzen gönnen, sollten Sie sich regelmäßig bewegen, um die Durchblutung anzuregen. Bewegung beugt auch Kreuzschmerzen und steifen Gliedern vor, da das Herz Blut durch den Körper und die Extremitäten pumpt. Wenn Sie längere Zeit stillsitzen, vermindert sich die Durchblutung, und das Blut kann in bestimmten Körperteilen, insbesondere in den Beinen, sogar Gerinnsel bilden. Man nennt diese Durchblutungsstörung tiefe Venenthrombose; sie kann tödlich sein, wenn das Gerinnsel ins Herz oder in das Gehirn wandert. Um einer Venenthrombose vorzubeugen, sollten Sie sich während des Flugs eine vollständige Handmassage verabreichen (siehe Kapitel 7).

Allgemeine Tipps zur Selbsthilfe

Sie können vor und während des Flugs viele Vorsichtsmaßnahmen ergreifen, um eine gute Durchblutung sicherzustellen.

- → Nehmen Sie unmittelbar vor Reiseantritt und sieben Stunden danach Knoblauchtabletten ein. Knoblauch wirkt blutverdünnend und fördert so die Durchblutung.
- → Tragen Sie bequeme Kleidung.
- → Wenn Sie sitzen, sollten Sie in regelmäßigen Abständen Ihre Füße kreisen lassen. Drücken Sie sie flach auf den Boden und dann nach oben in Richtung Decke. Atmen Sie mehrmals tief ein oder gähnen Sie.
- → Stehen Sie alle zwei Stunden auf und gehen Sie von einem Ende des Flugzeugs zum anderen. Stellen Sie sich auf die Zehenspitzen, und lassen Sie sich wieder auf die Fersen sinken, sodass die Waden angespannt werden.

Ankunft und Überwindung des Jetlags

Wenn Sie Ihren Zielort erreicht haben, sollten Sie sich so bald wie möglich duschen. Brausen Sie Beine und Füße gründlich mit kaltem Wasser ab, um die Durchblutung anzuregen und etwaigen Schwellungen entgegenzuwirken. Legen Sie sich dann möglichst eine halbe Stunde hin und legen Sie die Beine hoch.

Die häufigste Nachwirkung von Langstreckenflügen ist der Jetlag, da sich die innere Uhr des Körpers nicht so schnell der Zeitverschiebung anpassen kann. Allgemein gilt: Je länger die Flugzeit, besonders bei Flügen in östlicher Richtung, umso länger die Erholungszeit. Wenn Sie nicht schlafen können oder gezwungen sind, zu ungewohnten Zeiten zu schlafen, kann das Nervosität, Verwirrtheit und Niedergeschlagenheit auslösen.

Allgemeine Tipps zur Selbsthilfe

- → Nachdem Sie Ihr Reiseziel erreicht haben, sollten Sie Ihren Körper ermuntern, sich an die neue Zeitzone anzupassen. Wenn Sie zu einer Uhrzeit ankommen, zu der Sie normalerweise schlafen würden, sollten Sie spazieren gehen und bis zum Abend wach bleiben. Falls Sie zu einer Uhrzeit ankommen, zu der Sie normalerweise wach sind, schließen Sie die Vorhänge, legen Sie sich hin und versuchen Sie, ein wenig zu dösen. Versprengen Sie ein paar Tropfen Lavendelöl auf ein Taschentuch und legen Sie es auf Ihr Kissen; vermutlich werden Sie bald einschlummern und unerwartet tief schlafen.
  Mit Hilfe dieser Tipps wird die natürliche Melatoninproduktion Ihres Körpers wieder normalisiert (siehe Kasten).
- → Baldrian in Form von Tee oder Kapseln wirkt beruhigend auf das Nervensystem. Das Heilkraut beseitigt Nervosität und fördert einen gesunden Schlaf.
- → Wenn Sie sich nicht auf der Höhe fühlen oder Schlafprobleme haben, probieren Sie einmal Lecithin aus.

Melatonin

Melatonin ist eine hormonähnliche Substanz, die unsere innere Uhr, also unser Zeitgefühl, beeinflusst. Melatonin wird von der Zirbeldrüse freigesetzt, einer kleinen, erbsengroßen Drüse an der Hirnbasis, die auf unterschiedliche Lichtstärken reagiert. Bei Dunkelheit wird viel Melatonin abgesondert; wenn es hell ist, kommt die Produktion zum Stillstand. Melatoninmangel kann Schlafstörungen verursachen (siehe S. 101), während ein Melatoninüberschuss zu Depressionen führen kann (siehe S. 112).

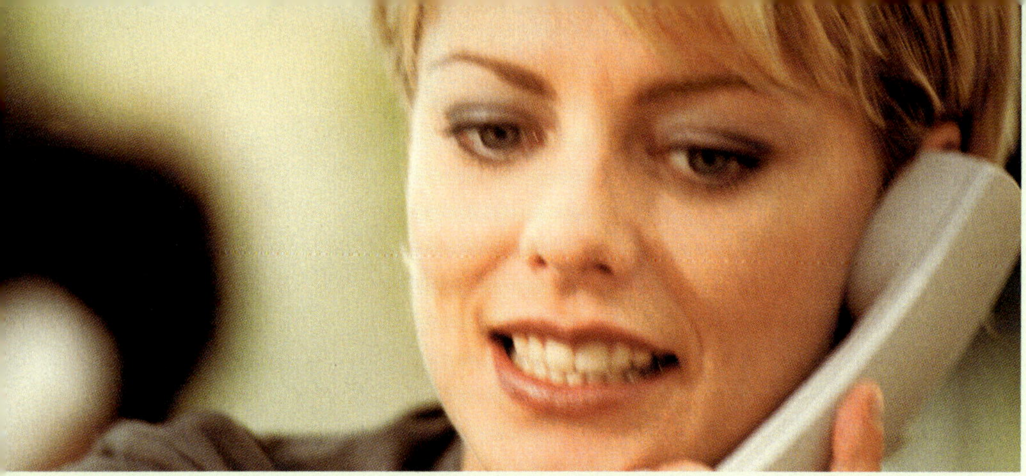

Hochform im Büro

So bleiben Sie frisch und munter

Selbst wenn wir ausgeruht und konzentriert zur Arbeit kommen, fällt es uns doch häufig schwer, angesichts des Büroalltags gelassen zu bleiben: Unmengen von E-Mails, Faxen und Telefonaten wetteifern um unsere Aufmerksamkeit, und Sitzungen mit Kollegen und Kunden nehmen den ganzen Morgen in Anspruch, während andere wichtige Termine uns unter Zeitdruck setzen.

Deshalb unser Tipp

Gehen Sie möglichst früh ins Büro, damit Sie Ihren Tag in Ruhe planen und Ihre Post ungestört öffnen können. Nehmen Sie keine Anrufe entgegen und gönnen Sie sich diese Zeit für sich. Wenn Sie gut vorbereitet in den Tag starten, fühlen Sie sich ruhig und selbstsicher. Sollten Sie einem Geschäftstermin trotzdem noch nervös entgegensehen, können Sie sich mit der Reflexzonenmassage auf Seite 64 f entspannen.

Schenken Sie Ihrem Arbeitsplatz Aufmerksamkeit, denn wir werden unbewusst von unserem Umfeld beeinflusst: So kann z. B. ein unaufgeräumtes Zimmer Ihre Konzentrationsfähigkeit und Produktivität beeinträchtigen. Räumen Sie deshalb Ihren Schreibtisch regelmäßig auf, und legen Sie alles zur Seite, woran Sie momentan nicht arbeiten, bzw. werfen Sie alles weg, was Sie nicht mehr brauchen. Kreuz und quer gestapelte Papierberge vermitteln Ihnen und anderen das Gefühl der Planlosigkeit, außerdem rauben sie Ihnen Energie. Am Ende jeden Tages sollten Sie sich ein paar Minuten Zeit nehmen, um Ihren Schreibtisch aufzuräumen, sodass Sie am nächsten Morgen von einem Raum begrüßt werden, der neue Perspektiven für Sie bereithält.
Viele moderne Büros sind klimatisiert und künstlich beleuchtet und entziehen uns damit frische Luft und natürliches Licht. Sie können die Atmosphäre sofort dadurch verbessern, dass Sie eine Vase mit frischen, leicht duftenden Blumen, z. B. Freesien, auf Ihren Schreibtisch stellen. Versuchen Sie auch, jeden Tag kurze Zeit an der frischen Luft zu verbringen, besonders morgens und zur Mittagszeit: Künstliches Licht enthält nicht dasselbe Lichtspektrum wie Tageslicht und stimuliert deshalb die Zirbeldrüse nicht effizient genug, was zu Kopfschmerzen, Migräne und schlimmstenfalls sogar zu Depressionen führen kann.

Die richtige Körperhaltung

Viel Menschen verbringen Ihren Arbeitstag in schlechter Haltung vor dem Computer und belasten damit Nacken und Rückgrat, insbesondere die Lendenwirbelsäule. Eine schlechte Haltung behindert außerdem die Atmung, da der Brustkorb zusammengepresst und so das effiziente Arbeiten der Lungen erschwert wird. Folgende Tipps schaffen Abhilfe:

Wenn Sie an Ihrem Schreibtisch sitzen, sollte der Computer direkt vor Ihnen stehen, damit Sie sich nicht verdrehen müssen, um auf den Bildschirm sehen zu können. Der Monitor sollte sich auf Augenhöhe oder unmittelbar darunter befinden; andernfalls verspannt sich Ihr Nacken, und Sie bekommen Kopfschmerzen, weil Sie ständig nach oben auf den Bildschirm schauen müssen. Stellen Sie die Höhe Ihres Stuhls so ein, dass Ihre Füße flach auf dem Boden stehen und Ihre Oberschenkel einen rechten Winkel mit Ihrem Körper bilden (benutzen Sie, wenn nötig, einen Hocker). Schlagen Sie nicht die Beine übereinander, da das Hüften und Rückgrat verdreht und die Durchblutung der Beine beeinträchtigt. Stützen Sie die Lendenwirbelsäule ausreichend ab und verwenden Sie ein kleines Kissen oder ein zusammengerolltes Handtuch, wenn Sie eine zusätzliche Stütze brauchen. Halten Sie Kopf und Oberkörper gerade und lassen Sie die Schultern entspannt hängen. Wenn Sie sich vorbeugen, tun Sie es nur aus der Taille. Stellen Sie die Tastatur an den vorderen Rand Ihres Schreibtischs und halten Sie die Ellenbogen beim Schreiben in einem 90°-Winkel zu Ihrem Körper. Halten Sie Ihre Handgelenke flach und gerade. Bewegen Sie die Maus mit dem gesamten Arm, und vermeiden Sie es, Ihr Handgelenk seitlich abzubiegen.

Überprüfen und korrigieren Sie regelmäßig Ihre Haltung, damit Sie sich nicht verspannen. Bei Kreuz- oder Nackenschmerzen sollten Sie die auf Seite 77 f beschriebene Reflexzonenbehandlung durchführen.

Bewegen und strecken Sie sich

Auch wenn Sie noch so beschäftigt sind, sollten Sie unbedingt einmal pro Stunde aufstehen, um sich zu bewegen und Arme und Beine zu strecken. Dadurch lösen Sie etwaige Verspannungen und fördern die Durchblutung.

Das hilft gegen Sehnenscheidenentzündung

Sehnenscheidenentzündung wird durch eine Überbeanspruchung der Hände, Finger und Handgelenke verursacht und ist bei Menschen, die jahrelang tippen bzw. schreiben mussten, weit verbreitet. Schweres Heben verschlimmert die Beschwerden. Zu den Symptomen gehören Kribbelgefühle, anhaltender Schmerz oder auch ein Brennen, eine Schwellung und ein Taubheitsgefühl in den Fingern, Händen, Handgelenken oder Armen. Die Schmerzen können auch auf Hals und Schultern übergreifen.
Schwangere Frauen und Frauen in der Menopause haben ein erhöhtes Risiko, eine Sehnenscheidenentzündung zu bekommen, da Veränderungen im Hormonhaushalt einen Flüssigkeitsüberschuss erzeugen, der die Bänder blockieren kann, insbesondere die dicht aneinander liegenden Handwurzelbänder.
Bei ersten Anzeichen von Schmerzen sollten Sie die Hände und Handgelenke ruhig stellen und kühlen. Wenn Sie die Frühwarnzeichen ignorieren, werden die Bänder und Sehen dauerhaft geschädigt. Legen Sie Ihre Handgelenke für zehn Minuten z. B. auf zwei kleine Päckchen mit gefrorenen Erbsen. Der Handel bietet für Sportverletzungen so genannte Coolpacks an, die sich auch zur Behandlung von Sehnenscheidenentzündung eignen. Kühlen Sie die schmerzenden Stellen drei- bis viermal am Tag. Auch eine Akupunktur wirkt sich sehr günstig aus und hilft, die Entzündung in den Sehnen abzuheilen. Probieren Sie immer erst einmal alternative Therapien aus, bevor Sie eine Operation in Erwägung ziehen.
Am besten aber ist es, vorzubeugen, indem Sie auf die richtige Haltung achten, das Tippen regelmäßig unterbrechen, um Hände und Handgelenke zu trainieren (siehe unten), und sich regelmäßig eine vollständige Reflexzonenmassage zu verabreichen, wie Sie sie in Kapitel 7 finden.

Vorbeugende Übungen

Schützen Sie sich vor einer Sehnenscheidenentzündung mit den folgenden einfachen, aber wirksamen Übungen.

- → Kreisen Sie mit den Schultern und neigen Sie den Kopf nach vorne, zurück und von einer Seite zur anderen.
- → Ziehen Sie ein stabiles Gummiband über Finger und Daumen

und biegen Sie sie sanft nach oben und unten.

- Lassen Sie die Arme seitlich fallen und schütteln Sie Ihre Handgelenke und Arme.
- Setzen Sie sich gerade auf Ihren Stuhl, falten Sie die Hände und strecken Sie sie senkrecht nach oben. Bewegen Sie sie vorsichtig nach hinten, um die Schultern und den oberen Rücken zu strecken.
- Strecken Sie einen Arm mit der Handinnenfläche nach oben vor sich aus. Umfassen Sie die Finger mit der anderen Hand und biegen Sie das Handgelenk zurück, als wollten Sie mit den Fingerrücken die Oberseite Ihres Unterarms berühren. Wiederholen Sie dies an der anderen Hand.

So mildern Sie Rücken- und Nackenschmerzen

Rücken- und Nackenschmerzen können trotz vorbeugender Maßnahmen auftreten, insbesondere wenn wir unter Stress stehen, denn die psychische Spannung kann sich in Hals- und Schulterschmerzen äußern.
Tiefes Atmen hilft, Verspannungen abzubauen. Schließen Sie die Augen und atmen Sie langsam tief ein. Stellen Sie sich bei jedem Ausatmen vor, wie Ihre Sorgen Ihren Körper verlassen, und spüren Sie, wie Schultern, Nacken und Kiefer schwer werden und sich wieder entspannen.

REFLEXZONENMASSAGE

Eine fünf- bis zehnminütige Massage der Handreflexzonen lindert sowohl die Schmerzen als auch die seelische Anspannung. Massieren Sie abwechselnd die rechte und dann die linke Hand; wärmen Sie dabei die Hand, die Sie massieren möchten, immer zuerst auf.

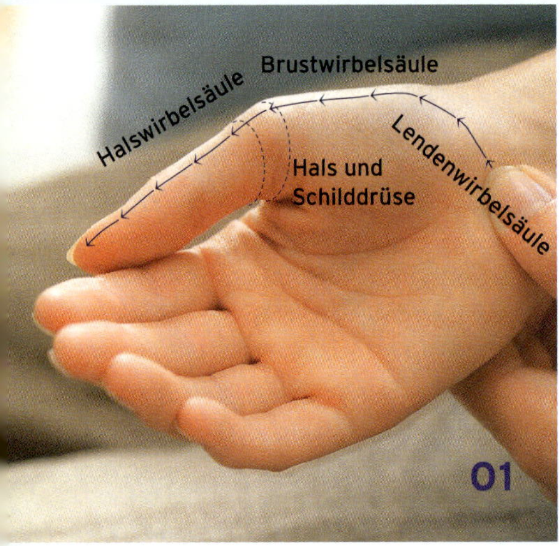

Wirbelsäule und Nacken (01)

Wenden Sie für die gesamte Wirbelsäulenzone die Kriechtechnik an. Massieren Sie zunächst das gesamte Gebiet zweimal, danach die Basis des Daumens, um auf den Nacken einzuwirken.

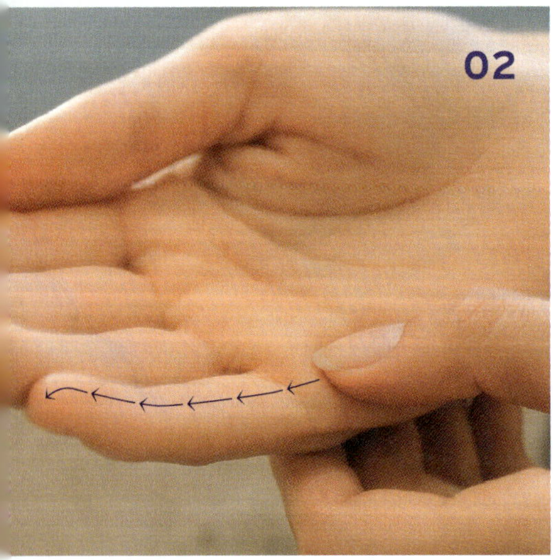

Schulter (02)

Zur Anregung der Schulterzone massieren Sie mit der Kriechtechnik von der Zwerchfelllinie den gesamten kleinen Finger hinauf.

Wenn die Augen ermüden

Stundenlanges Starren auf den Bildschirm führt oft zur Ermüdung der Augen und zu Kopfschmerzen (siehe S. 52 f). Wenn Sie Kopfschmerzen bekommen, drücken Sie die Schläfen mit den Zeigefingern, und massieren Sie die gesamte Region durch wiederholtes tiefes Drehen, bis sich die Muskeln um Ihre Augen und die Wangen wieder entspannen.

Allgemeine Tipps zur Selbsthilfe

- Schauen Sie nicht länger als 20 Minuten ununterbrochen auf einen Computerbildschirm. Entspannen Sie Ihre Augen, indem Sie zwischendurch aus dem Fenster schauen oder sich absichtlich einmal nicht konzentrieren.
- Entspannen Sie bewusst Ihre Gesichtsmuskeln, besonders die um Augen und Stirn, wenn Sie auf den Bildschirm schauen.
- Tragen Sie immer ein Fläschchen Augentropfen («künstliche Tränen») bei sich, um trockenen und gereizten Augen sofort Linderung verschaffen zu können.

REFLEXZONENMASSAGE

Nasennebenhöhlen (01)

Nachdem Sie die Hand aufgewärmt haben, beginnen Sie an der Basis des kleinen Fingers, und massieren mit der Kriechtechnik einen Finger nach dem anderen von unten nach oben.

Augen (02)

Drehen Sie den Daumen Ihrer Arbeitshand drei- bis viermal fest auf dem ersten Gelenk Ihres Zeigefingers. Wiederholen Sie die Übung an der anderen Hand.

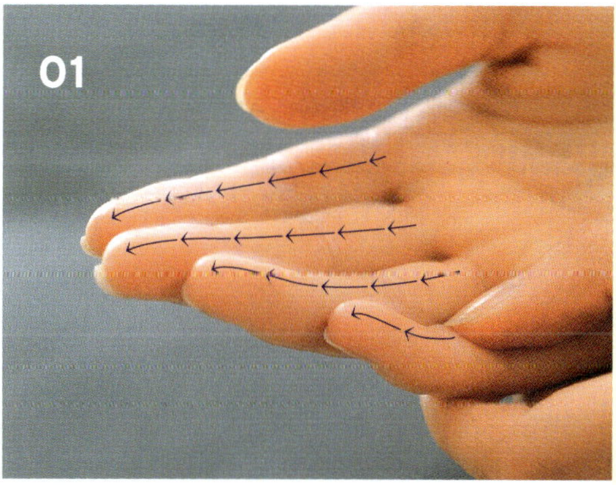

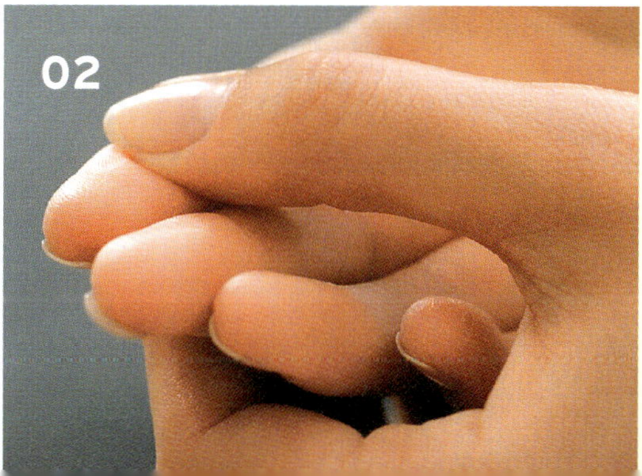

Hilfe bei Migräne

Eine Migräne ist kein einfacher Kopfschmerz, sondern eine schwere Erkrankung, die im schlimmsten Fall arbeitsunfähig machen kann. Die häufigsten Symptome sind starker Kopfschmerz, Schleiersehen und wiederholte Anfälle von Übelkeit. Migräne hängt eng mit dem Verdauungsapparat zusammen und wird oft durch den Verzehr bestimmter Nahrungsmittel ausgelöst: So können Lebensmittel mit hohem Fettgehalt einen Anfall verursachen.
Wie alle Krankheiten hat aber auch Migräne nicht nur eine Ursache, sondern mehrere: Ein extrem stressreicher Arbeitstag mag zwar eine Migräne auslösen, ist jedoch nicht unbedingt die eigentliche Ursache des Problems.

Frühsymptome

Die Symptome beginnen in der Regel in der Kindheit, obwohl sie am Anfang oft nicht als Kopfschmerz auftreten, sondern in Form von unspezifischen Symptomen wie Bauchschmerzen, Erbrechen, Schwindel oder einer ungewöhnlich stark ausgeprägten Reisekrankheit. Die meisten Patienten haben Verwandte, die ebenfalls unter Migräne leiden. Die Häufigkeit der Anfälle erreicht im Alter zwischen 25 und 35 Jahren ihren Höhepunkt und nimmt dann langsam ab.

Allgemeine Tipps zur Selbsthilfe

→ Trinken Sie große Mengen Wasser, um die Leber auszuspülen.

→ Trinken Sie Pfefferminztee gegen die Übelkeit; bei prämenstrueller Migräne empfiehlt sich Eisenkrauttee.

→ Massieren Sie mit ein paar Tropfen Lavendelöl die Schläfen, um Spannungen abzubauen.

→ Unterbrechen Sie das, was Sie gerade tun, schließen Sie die Augen und entspannen Sie sich, möglichst mit einer kalten Kompresse (siehe S. 53).

→ Käse, Schokolade, Rotwein, Orangen und Lebensmittel, die künstliche Farbstoffe enthalten, können Migräne auslösen. Versuchen Sie ein bis zwei dieser Nahrungsmittel für mehrere Wochen wegzulassen, um zu sehen, ob sich Häufigkeit und Stärke der Anfälle verringern. Warten Sie eine weitere Woche, und lassen Sie zwei weitere Produkte weg. In der Regel werden Sie den Auslöser auf diese Weise ermitteln können.

Frauen und Migräne

Viele Frauen leiden vor ihrer Periode oder auch in den Wechseljahren an Migräne, die nachlässt, sobald die Menstruation beginnt. Die Ursache dafür sind Veränderungen im Hormonhaushalt.

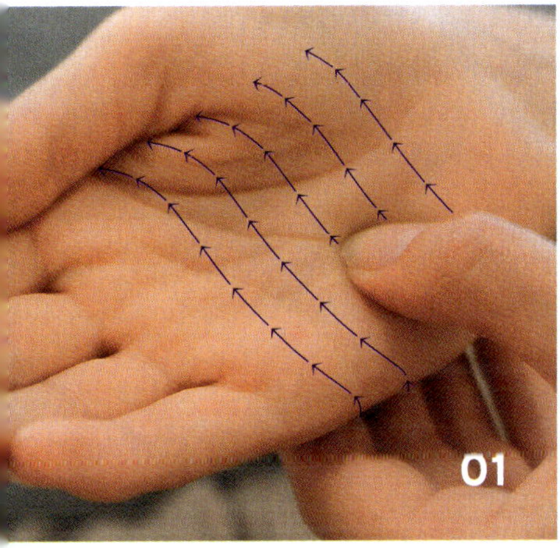

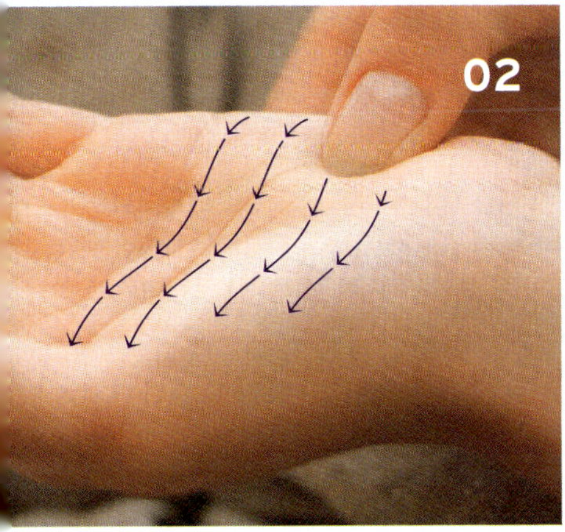

REFLEXZONENMASSAGE

Eine Reflexzonenmassage kann bei einem Migräneanfall erhebliche Linderung verschaffen, vor allem wenn Sie die Füße behandeln. Wenn möglich, bitten Sie einen Freund oder Kollegen, Ihnen die Behandlung auf S. 120 f zu verabreichen, andernfalls folgen Sie den unten stehenden Anweisungen zur Selbstbehandlung.

Rechte Handinnenfläche (01)

Wärmen Sie die rechte Hand auf (siehe S. 43 f), und massieren Sie quer über das markierte Gebiet der Handinnenfläche. Stimulieren Sie mit der Kriechtechnik die Reflexpunkte für die Leber, die Gallenblase, die rechte Niere und den Dünn- und Dickdarm einschließlich des aufsteigenden und quer liegenden Dickdarms und der Ileozökalklappe.

Linke Handinnenfläche (02)

Nachdem Sie die linke Hand aufgewärmt haben (siehe S. 43 ff), massieren Sie mit der Kriechtechnik die Mitte der Handinnenfläche. Sie stimulieren so die Reflexpunkte für Magen, Bauchspeicheldrüse, linke Niere und Darm einschließlich des quer liegenden, absteigenden und s-förmigen Dickdarms.

Muntermacher für den Mittagstisch

Auch das Mittagessen spielt eine wichtige Rolle für Ihr Wohlbefinden am Arbeitsplatz. Wir brauchen naturbelassene Kohlenhydrate, etwas Protein, Vitamin C und Fruchtzucker in frischem Obst. Essen Sie möglichst nicht an Ihrem Schreibtisch, denn ein «Tapetenwechsel» zur Mittagszeit tut Ihnen gut. Wenn Sie essen gehen, sollten Sie ein Restaurant mit einer Salatbar aufsuchen. Lassen Sie sich nicht von kalorienreichen, schweren oder zuckerhaltigen Nahrungsmitteln in Versuchung führen, denn Fastfood ist reich an wertlosen Kalorien, und süße Soft-Drinks und Alkohol bringen den Blutzuckerspiegel aus dem Gleichgewicht. Alkohol macht darüber hinaus schläfrig.

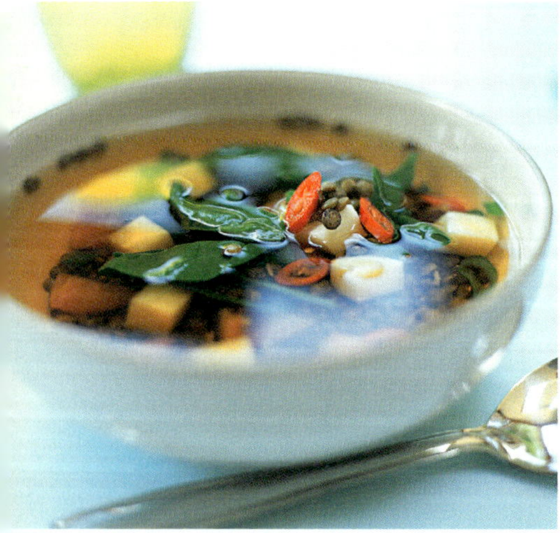

Gesunde, leichte Mittagessen

Die folgenden Rezepte decken den gesamten Energiebedarf für den Nachmittag und lassen sich leicht zu Hause zubereiten.

- Ein Teller Suppe wärmt Sie im Winter gründlich von innen auf. Kochen Sie eingeweichte Linsen mit Kartoffel- und Karottenwürfeln in einer Gemüsebrühe. Garnieren Sie das Ganze mit frischem Basilikum und klein gehacktem roten Chili.
- Taschen aus Pita-Brot sind eine schmackhafte Alternative zu gewöhnlichem Brot. Füllen Sie die Taschen mit einem gemischten Salat aus Kidney-Bohnen, grünen Bohnen und Wachsbohnen. Garnieren Sie das Brot mit Luzernesprossen und Kopfsalat.
- Reissalate lassen sich ebenfalls leicht zubereiten. Geben Sie klein geschnittene rote Zwiebeln, gekochten Spargel, grüne Paprika und einen Schuss Balsamicoessig zu gekochtem Wild- und Vollkornreis. Garnieren Sie den Salat mit frischer Petersilie.
- Ein frisch gepresster Saft, wie etwa der hier abgebildete Mix aus Karotten-, Sellerie- und Apfelsaft, ist ein hervorragender Energiespender.

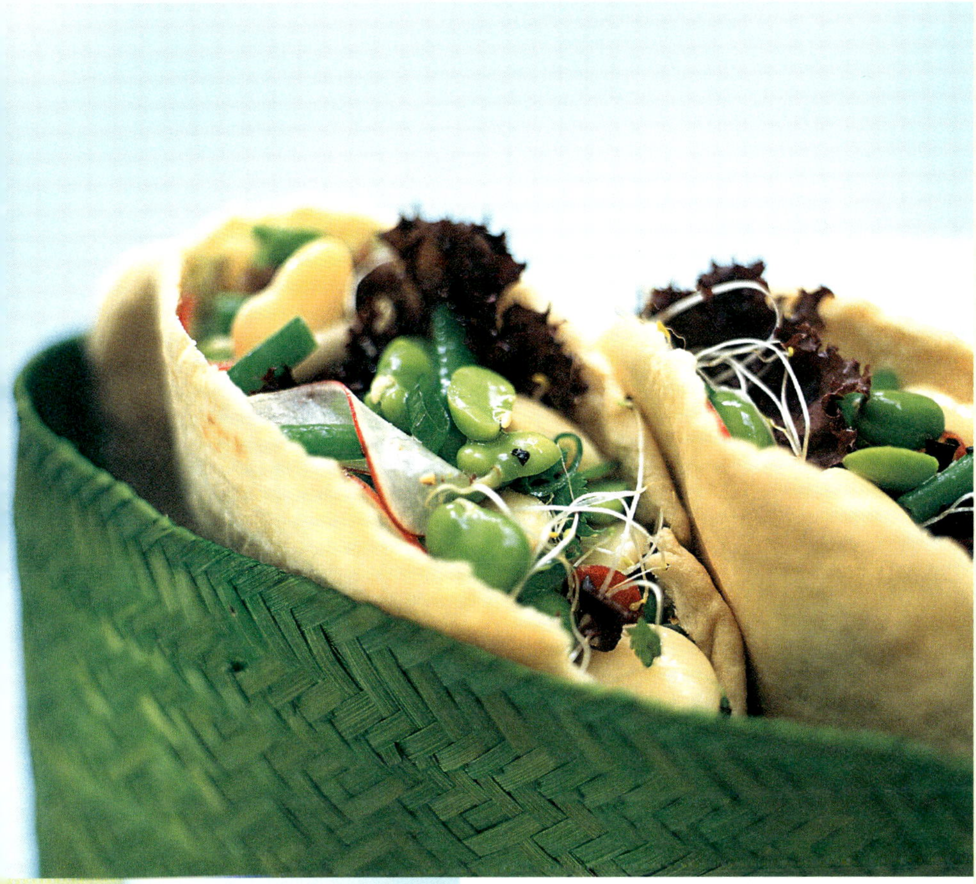

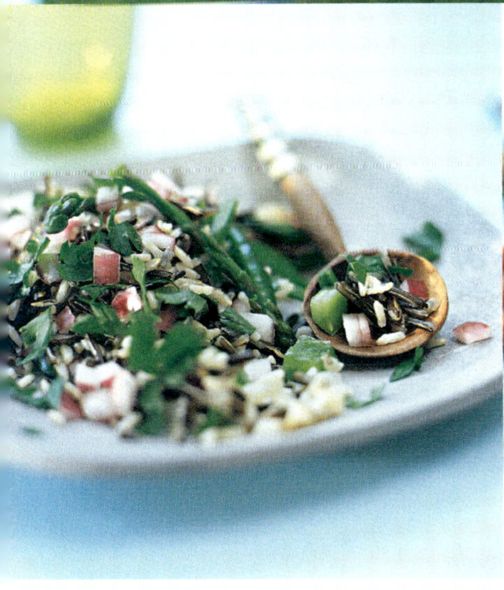

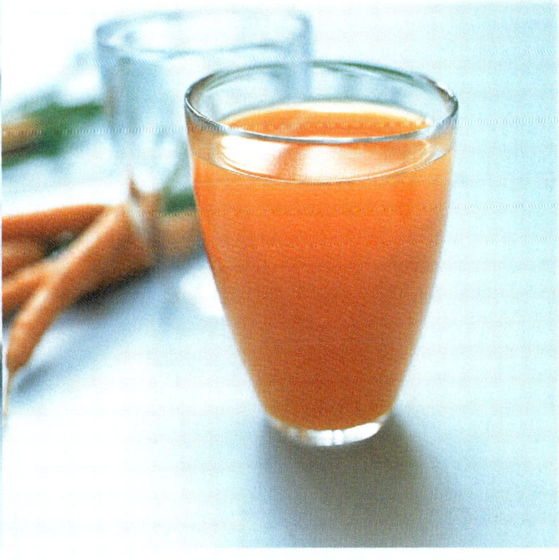

Tanken Sie Energie!

Nehmen Sie sich während des Tages immer wieder einen Moment Zeit, um sich geistig zu sammeln. Statt eine Tasse Kaffee zu trinken oder eine Zigarette zu rauchen, sollten Sie dabei zwei bis drei Minuten langsam und tief atmen (siehe S. 42). Dieses bewusste Atmen verleiht Energie und entspannt den Geist – die besten Ideen und die effektivsten Lösungen kommen oft von selbst, sobald man aufhört, über ein Problem nachzudenken.

Um Ihre geistigen und körperlichen Energiereserven wieder aufzufüllen, sollten Sie unbedingt eine richtige Mittagspause einlegen. Manche Leute gehen ins Fitness-Studio oder ins Schwimmbad, um schnell etwas Sport zu treiben. Doch wenn Sie nur wenig Zeit zur Verfügung haben oder sich keine sportlichen Einrichtungen in Ihrer Nähe befinden, sollten Sie einfach das Büro verlassen und sich flott die Füße vertreten. Bleiben Sie unterwegs stehen, um ein paar Atemübungen zu machen. Wenn Ihr Arbeitsplatz in der Nähe eines Parks liegt, kann ein Spaziergang unter raschelnden Bäumen und der frische Laubduft den stressigen Morgen vergessen machen und Ihnen Ihre Lebensgeister zurückbringen. Selbst wenn Sie nur für zehn Minuten nach draußen gehen, werden Ihnen der Tapetenwechsel, die frische Luft und das natürliche Licht helfen, konzentriert und leistungsfähig weiterzuarbeiten.

Allgemeine Tipps zur Selbsthilfe

→ Sorgen Sie dafür, dass Ihr Büro gut durchlüftet ist. Sauerstoffarme Luft fördert Schläfrigkeit.

→ Inhalieren Sie ein paar Tropfen Basilikum- oder Ingweröl von einem Papiertaschentuch, um einen klaren Kopf zu bekommen und neue Energie zu gewinnen.

→ Trinken Sie Ingwertee zur Unterstützung Ihres Verdauungsapparats.

REFLEXZONENMASSAGE

Viele Menschen haben am Nachmittag, während sie verdauen, einen Energieeinbruch. Wenn Sie sich nach dem Mittagessen oder auch zu jeder anderen Zeit stärken möchten, folgen Sie den nebenstehenden Behandlungsempfehlungen. Massieren Sie zunächst die rechte Hand und dann die linke.

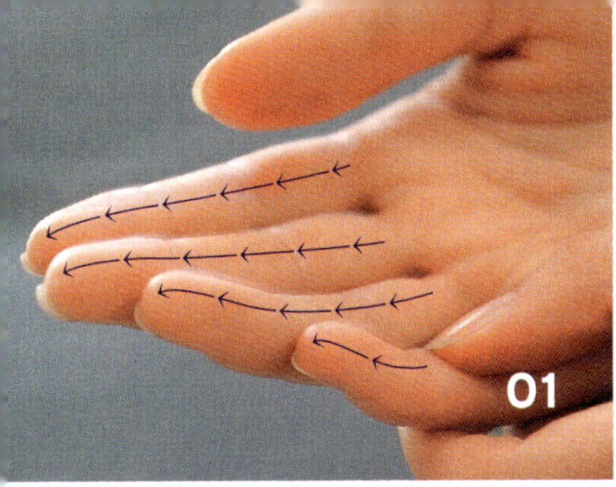

Nasennebenhöhlen (01)

Massieren Sie die Reflexpunkte der Nebenhöhlen mit der Kriechtechnik. Beginnen Sie an der Basis des kleinen Fingers und arbeiten Sie sich nacheinander die anderen Finger hoch.

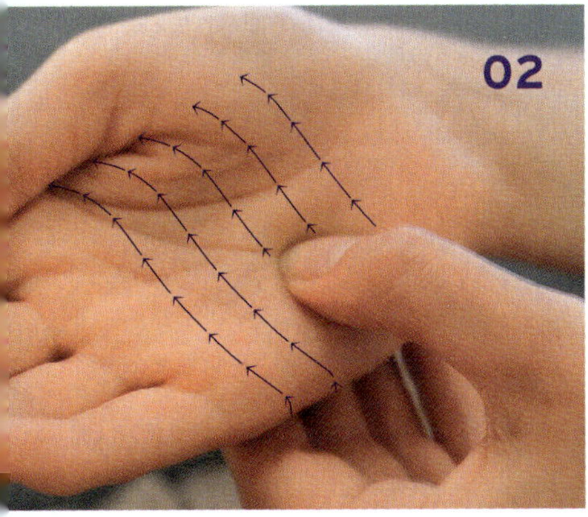

Dünn- und Dickdarm (02)

Massieren Sie quer über die rechte Handinnenfläche, um die Reflexzonen für die Leber, die Gallenblase, die rechte Niere und den Darm einschließlich der Ileozökalklappe, des aufsteigenden und des quer liegenden Dickdarms anzuregen.

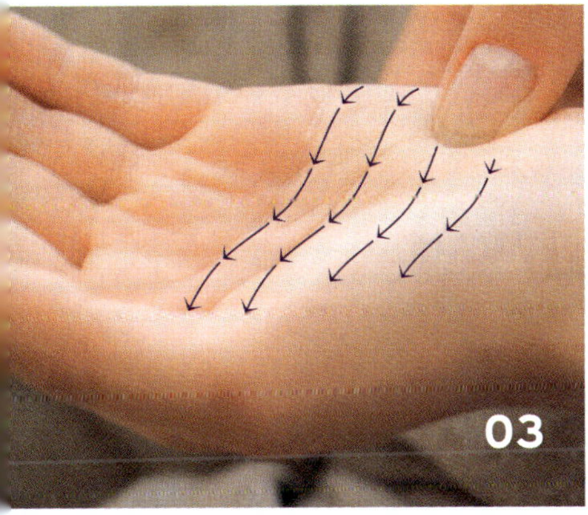

Darm (03)

Massieren Sie die linke Handinnenfläche in der gezeigten Weise, um die Reflexzonen für Magen, Bauchspeicheldrüse, linke Niere und Darm einschließlich des quer liegenden, absteigenden und S-förmigen Dickdarms anzuregen.

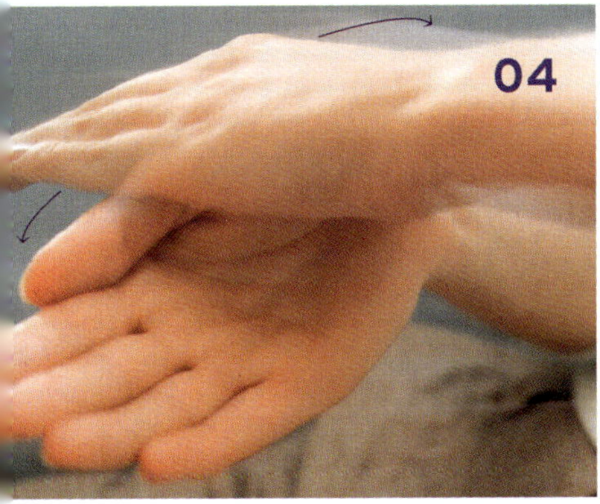

Spinales Reiben (04)

Reiben Sie kräftig die Außenseite Ihres Daumens mit der Innenfläche Ihrer Arbeitshand.

Das lindert Verdauungsstörungen

Wenn Sie hastig im Stehen oder im Gehen essen, nicht richtig kauen oder gern schwere, stark gewürzte Speisen zu sich nehmen, werden Sie mit hoher Wahrscheinlichkeit früher oder später an Verdauungsstörungen leiden. Ihr Gemütszustand und Ihr körperliches Wohlbefinden beeinflusst ebenfalls Ihre Verdauung. Wenn Sie nervös, gestresst, überarbeitet oder übermüdet sind, beeinträchtigt dies die Freisetzung von Magensekreten zur Verdauung und die allgemeine Aktivität des Magens.

Verdauungsstörung, auch funktionelle Dyspepsie genannt, ist der Oberbegriff für eine Reihe von Symptomen, die durch ungesundes Essen und Essverhalten (s. o.) und den dadurch behinderten Abbau von Nahrungsmitteln verursacht werden. Dazu gehören Magenbeschwerden und -schmerzen, Blähungen, übermäßige Darmwinde und starkes Aufstoßen, Sodbrennen und Appetitlosigkeit.

Allgemeine Tipps zur Selbsthilfe

Vorbeugen ist besser als heilen – das gilt auch für Verdauungsstörungen. Daher sollten Sie sich fragen, was sie verursacht hat. Haben Sie zu schnell oder zu viel gegessen? Bekommen Ihnen gewisse Nahrungsmittel nicht? Ernähren Sie sich ausgewogen genug? Sind Sie bei der Arbeit besonders starkem Stress ausgesetzt? Wenn Sie mit Hilfe dieser Fragen den Grund für Ihre Beschwerden herausgefunden haben, sollten Sie in der Lage sein, Verdauungsstörungen vorzubeugen.

Um Ihre akuten Symptome zu lindern, sollten Sie die folgenden Getränke ausprobieren. Halten Sie jedoch mindestens einen Abstand von einer halben Stunde zur letzten Mahlzeit ein.

- Bei Sodbrennen, Übersäuerung und Dyspepsie lösen Sie 1 Teelöffel Natriumbikarbonat in einem Becher mit heißem Wasser auf und trinken die Flüssigkeit schluckweise.
- Ein Aufguss von sechs Gewürznelken in einem Becher mit heißem Wasser hilft gegen Flatulenz.
- Pfefferminztee lindert Magenschmerzen und Flatulenz.

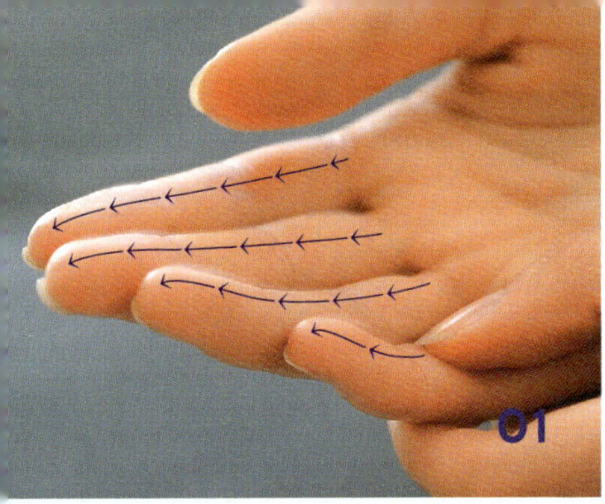

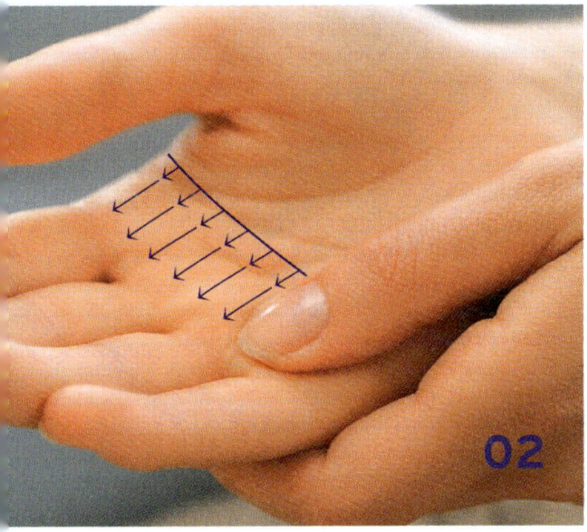

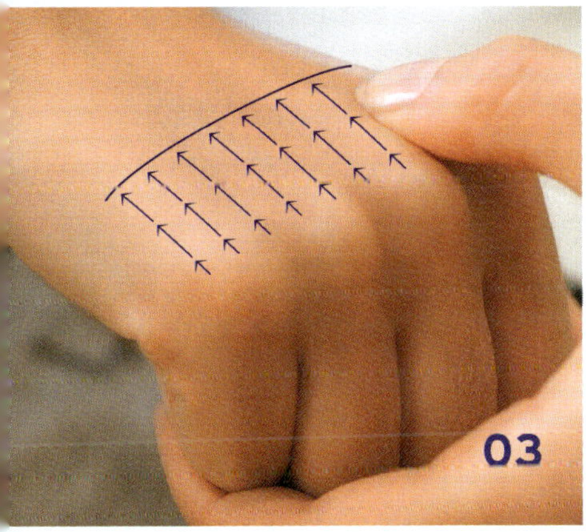

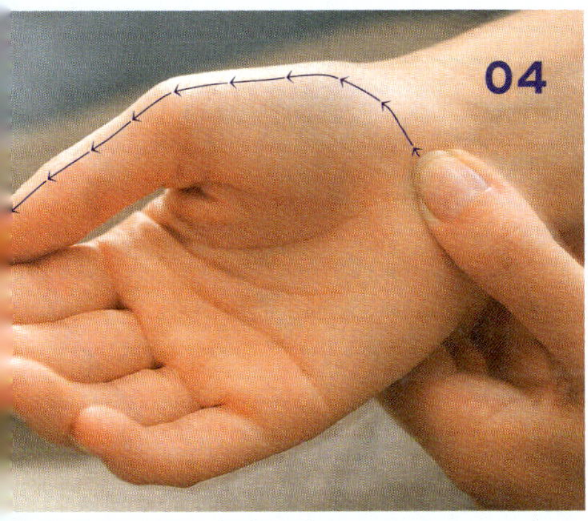

REFLEXZONENMASSAGE

Eine Reflexzonenmassage kann Verdauungsstörungen schnell lindern. Beginnen Sie mit dem Aufwärmen der Hand, die Sie massieren wollen (siehe S. 43 ff), und bearbeiten Sie dann die gezeigten Reflexzonen mit der Kriechtechnik. Wenn Sie die Behandlung an der rechten Hand abgeschlossen haben, machen Sie an der linken weiter.

Nasennebenhöhlen (01)

Massieren Sie die Nebenhöhlenpunkte. Beginnen Sie an der Basis des kleinen Fingers, und massieren Sie dann nacheinander die übrigen Finger.

Lunge: Handinnenflächen (02)

Massieren Sie die Lungenzone an der Handinnenfläche von der Zwerchfelllinie zur Basis der Finger.

Lunge: Handrücken (03)

Massieren Sie die Lungenzone auf dem Handrücken mit Ihrem Daumen oder Zeigefinger von oben nach unten.

Wirbelsäule (04)

Zur Anregung der Wirbelsäule massieren Sie, wie gezeigt, vom Handgelenk bis an die äußere Daumenspitze.

Beruhigung für den Darm

Wer an einem Reizdarm (Reizkolon) leidet, hat nach dem Essen Verdauungsbeschwerden, und zwar unabhängig davon, was und wie er gegessen hat. Der Reizdarm ist eine häufige Erkrankung des Dickdarms und kann die Lebensqualität nachhaltig beeinträchtigen. Die Krankheitsursachen sind nicht endgültig geklärt, da nichts auf strukturelle Anomalien der Gedärme hindeutet. Man hat den Reizdarm jedoch mit mehreren ernährungsbedingten und psychologischen Faktoren in Verbindung gebracht. Vor allem sehr ehrgeizige Menschen, die sich durch das Bedürfnis, alles perfekt machen zu müssen, stark unter Druck setzen, sind davon betroffen. Aber selbst Menschen, die nicht an Reizdarm leiden, können bei starkem Stress Veränderungen in ihren Gedärmen feststellen: Nervosität kann sie zum Knurren und Glucksen bringen; Stress kann Verstopfungen oder Durchfall auslösen.

Allgemeine Tipps zur Selbsthilfe

→ Ein paar Tropfen Pfefferminzöl in einem Glas warmem Wasser hemmen die Kontraktionen der Magen-Darm-Muskulatur und vermindern Blähungen. Pfefferminztee hilft ebenfalls, besonders wenn er mit frischer Minze zubereitet wird.

→ Viele Pflanzen wirken direkt krampflösend auf den Magen-Darm-Trakt, insbesondere Kamille und Baldrian. Man kann sie als Tee, Tinktur oder in Kapselform zu sich nehmen.

→ Nehmen Sie Kohletabletten gegen Blähungen, Flatulenz und Durchfall.

→ Überprüfen Sie Ihre Ernährung. Nahrungsmittelallergien sind eng mit dem Reizkolon verbunden, und Weizen und Kuhmilch lösen oftmals diese Allergien aus. Verzichten Sie deshalb vier Wochen lang auf Produkte, die Weizen oder Kuhmilch enthalten, um herauszufinden, ob die Beschwerden nachlassen. Außerdem sollten Sie viel frisches Gemüse, Obst, Haferflocken und Hülsenfrüchte essen, die wasserlösliche Ballaststoffe und viele andere wertvolle Nährstoffe enthalten.

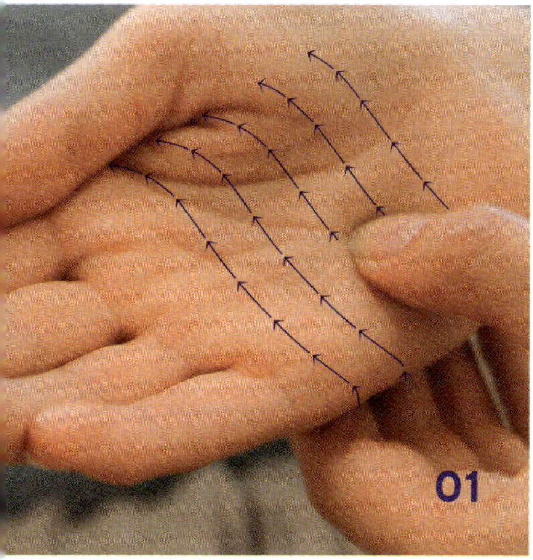

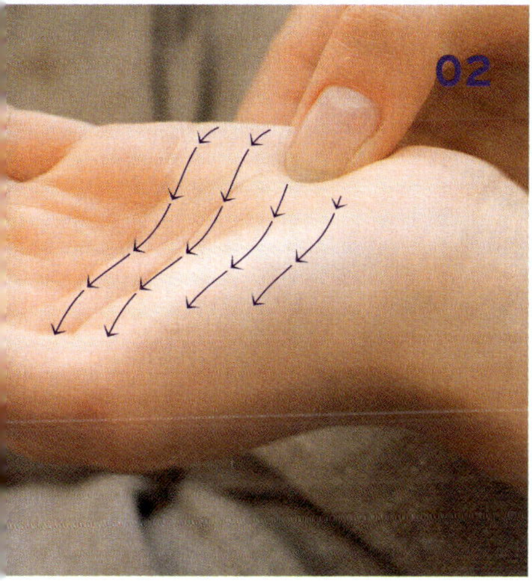

REFLEXZONENMASSAGE

Die Reflexzonenmassage verbessert die Darmfunktion und entspannt den zu Überreaktionen neigenden Verdauungsapparat. Zur Eigenbehandlung massieren Sie die Darmzone an den Händen. Ergänzen Sie diese Behandlung durch eine Fußmassage, sobald Sie nach Hause kommen und Ruhe und Zeit dafür haben. Bei ausgeprägter Symptomatik sollten Sie die Füße mindestens dreimal pro Woche behandeln. (Für weitere Tipps zur Selbsthilfe und Fußbehandlung siehe S. 124 ff.)

Darm

Wärmen Sie zunächst die rechte Hand auf (siehe S. 43 ff). Massieren Sie mit der Kriechtechnik in parallelen Linien quer über die von Zwerchfell- und Beckenlinie eingerahmte Handinnenfläche, um auf alle Darmreflexe einzuwirken (01). Wiederholen Sie die Massage nach 2 Minuten an der linken Hand (02).

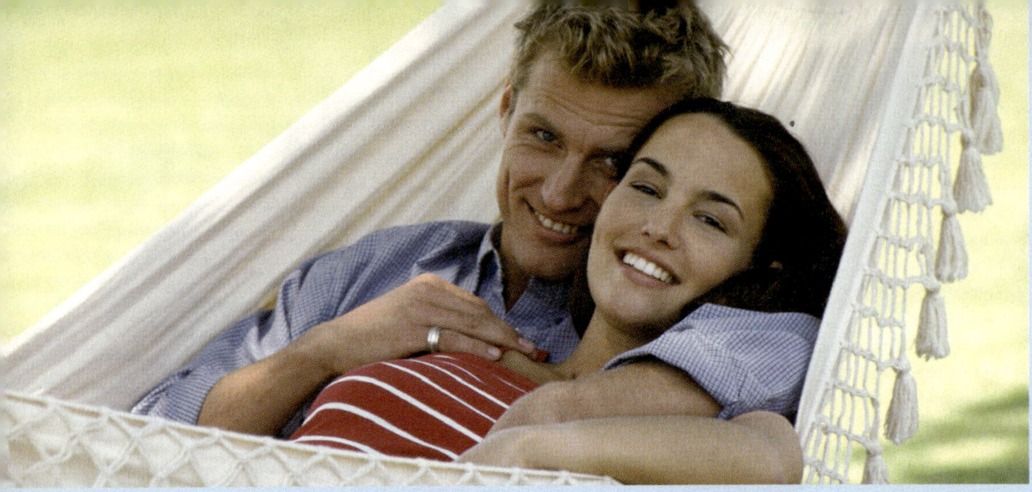

Freizeit

Ruhe und Erholung

Wenn Sie Ihre Freizeit richtig genießen wollen, müssen Sie in der Lage sein, völlig abzuschalten. Dann werden Sie sich nicht nur körperlich besser fühlen und nicht mehr so anfällig für Krankheiten sein, sondern auch die Arbeit mit größerem Elan angehen und den alltäglichen Stress besser bewältigen können. Nach der buddhistischen Tradition braucht jeder Mensch, der ein gesundes Leben führen möchte, sechs Eigenschaften bzw. Tugenden: Geduld, Optimismus, Großzügigkeit, Weisheit, Selbstdisziplin und vor allem Seelenruhe, denn innere Ruhe kann eine große Inspirationsquelle sein. Menschen, die wochenlang intensiv arbeiten, ohne sich eine Atempause zu gönnen, sind oft gereizt, ausgelaugt, niedergeschlagen oder werden sogar krank. Abende und Wochenenden eignen sich hervorragend, um mit einem(er) Freund(in) oder Partner(in) eine entspannende Fußmassage (vgl. Kapitel 7) durchzuführen. Nehmen Sie sich jedoch zuerst Zeit abzuschalten, nachdem Sie nach Hause gekommen sind. Hierzu sollten Sie sich ein Ritual angewöhnen, das Ihrem Körper signalisiert, dass es Zeit ist, die Anstrengungen des Tages hinter sich zu lassen. Ziehen Sie die Schuhe aus und bequeme Kleidung an. Strecken Sie, langsam und tief einatmend, die Arme über den Kopf. Gönnen Sie sich eine warme Dusche. Zerbrechen Sie sich nicht den Kopf über das Abendessen oder über Ihre Post und entspannen Sie einfach 10 bis 20 Minuten in Stille.

Wählen Sie einen Gegenstand aus, der für Sie Ruhe symbolisiert, etwa eine Blume oder eine brennende Kerze, und setzen Sie sich in entspannter Körperhaltung davor. Fixieren Sie den Gegenstand mit den Augen und atmen Sie langsam und tief ein. Spüren Sie, wie die Spannung mit jedem Ausatmen Ihren Körper verlässt. Wenn Sie innerlich ruhig geworden sind, wählen Sie ein Wort, das für Sie Gleichmut ausdrückt, etwa «Ruhe», «Stille» oder «Raum». Wiederholen Sie dieses Wort bei jedem Ausatmen. Wenn Sie fertig sind, öffnen Sie die Augen, strecken die Arme über den Kopf und stehen langsam auf. Wenn Sie Ihre innere Ruhe wieder gefunden haben, können Sie ganz entspannt in den Feierabend gleiten.

Entspannende Direktmassage

Wenn bestimmte Reflexzonen sehr empfindlich sind, massieren Sie am besten direkt die betroffene Körperregion. Das verbessert das Behandlungsergebnis und hilft dem Behandelten, sich tiefer zu entspannen. Dafür müssen Sie kein Massageexperte sein: Sie brauchen lediglich einen Stuhl oder eine ebene Fläche, Ihre Hände und ein wenig Öl. Die folgende Kurzmassage eignet sich für den Nacken, die Schultern und den Rücken.

Schritt 1

Geben Sie etwas Öl auf Ihre Handinnenflächen und massieren Sie die Schultern und beide Seiten der Wirbelsäule von unten nach oben mit langsamen, kreisenden Bewegungen. Massieren Sie den Nacken mit den Kuppen Ihrer Zeigefinger.

Schritt 2

Beginnen Sie an der Basis der Wirbelsäule und massieren Sie beide Seiten der gesamten Wirbelsäule mit kreisenden Bewegungen Ihrer Handinnenfläche von unten nach oben. Wiederholen Sie diesen Vorgang viermal.

Schritt 3

Kehren Sie zur Basis der Wirbelsäule zurück und massieren Sie entlang der Wirbelsäule mit kleinen, kreisenden Bewegungen Ihrer Zeigefinger bis zum Kopf. Wiederholen Sie die Behandlung und beenden Sie sie, indem Sie die Handinnenflächen die Wirbelsäule hinauf und dann nach außen über die Schultern gleiten lassen.

So ernähren Sie sich ausgewogen

Für unsere Gesundheit ist es außerordentlich wichtig, dass wir uns ausgewogen ernähren. Wir sollten drei Mahlzeiten pro Tag zu uns nehmen: Frühstück (siehe S. 46 f), Mittagessen (siehe S. 82 f) und Abendessen (siehe S. 97 f), gegebenenfalls ergänzt durch mehrere kleinere Snacks zwischendurch wie z. B. einen Apfel oder einen Joghurt. Die meisten von uns wissen, dass wir weniger Fleisch und Fett und mehr

Obst, Gemüse und Ballaststoffe essen sollten. Doch es lässt sich oft nur schwer feststellen, ob wir uns tatsächlich ausgewogen ernähren. Grundsätzlich kommt es auf die Qualität, nicht die Quantität der Nahrungsmittel an, die wir zu uns nehmen. Wie viel wir brauchen, hängt von unserer Körpergröße und unserem Lebensstil ab, doch allgemein gilt, dass eine Mahlzeit in etwa der Menge entsprechen sollte, die zwei hohle Hände ausfüllen würde – alles, was darüber hinausgeht, ist eine Belastung für unseren Verdauungsapparat.

- → Wir brauchen naturbelassene Vollwertprodukte, die nicht durch künstliche Nahrungsmittelzusätze ergänzt worden sind.
- → Außerdem sollten wir mindestens zwei Liter reines, gefiltertes Wasser pro Tag trinken, um Giftstoffe aus dem Körper auszuspülen und einen ausgeglichenen Wasserhaushalt zu gewährleisten. Kaffee, Schwarztee und Alkohol wirken besonders dehydrierend und lassen den Körper, vor allem die Haut, schneller altern. Man kann an einer gesunden Gesichtsfarbe erkennen, ob jemand ausreichend Wasser trinkt.
- → Versuchen Sie saure und basische Nahrungsmittel in einem ausgewogenen Verhältnis zu sich zu nehmen. Säurebildende Lebensmittel sind Fleisch, Eier, Fisch, Wild sowie stärkereiche Nahrung und alle Mehlspeisen einschließlich aller Getreideprodukte. Basische Lebensmittel haben einen hohen Natrium- und Kaliumgehalt. Alle Früchte, auch die scheinbar sauren Zitrusfrüchte, sind basisch, ebenso alle Blatt- und Wurzelgemüse wie etwa Kohl, Rosenkohl, Karotten und Kartoffeln. Das ideale Verhältnis von sauren zu basischen Lebensmitteln ist eins zu vier, sodass Sie für jede Portion Käse, Fisch, Fleisch und Brot vier Portionen Obst und Salat- oder Wurzelgemüse verzehren sollten.

Häufige Mangelerscheinungen

Calcium

Wenn Ihre Nägel brüchig sind, Ihre Zähne Löcher haben und Sie generell sehr angespannt sind, könnten Sie an Calciummangel leiden. Weitere Symptome sind eine permanent verspannte Nacken- und Schultermuskulatur und Schmerzüberempfindlichkeit. Essen Sie mehr dunkelgrünes Gemüse, Sonnenblumen- und Sesamsamen, Nüsse und Haferflocken. Milch ist calciumreich, aber nicht für Menschen geeignet, die z. B. an einem Katarrh oder einem Ekzem leiden.

Eisen

Wenn Sie sich häufig erschöpft und matt fühlen und einen blassen Teint haben, leiden Sie vielleicht an einer durch Eisenmangel verursachten Blutarmut, auch Anämie genannt. Das bedeutet, dass zu wenig rote Blutkörperchen im Blut vorhanden sind, die für den Sauerstofftransport sorgen. Frauen haben ein erhöhtes Anämierisiko, wenn sie starke Monatsblutungen haben. Melasse, dunkelgrünes Gemüse und Leber sind eisenreich und können Abhilfe schaffen.

Kalium

Wenn es Sie verstärkt nach salzigen Nahrungsmitteln gelüstet und Sie unter Schlafproblemen leiden, besteht bei Ihnen vielleicht ein Kaliummangel. Dies kann zu Ödemen, Gewichtszunahme und hohem Blutdruck führen. Verringern Sie die Salzaufnahme, essen Sie mehr Bananen und nehmen Sie Algenpräparate als Nahrungsergänzung zu sich. Sie werden sich bald ruhiger fühlen und fester schlafen.

Vitamin C

Wenn Sie scheinbar jede Infektion aufschnappen, die Ihnen über den Weg läuft, essen Sie Nahrungsmittel, die reich an Vitamin C sind wie etwa Zitrusfrüchte, Melonen, schwarze Johannisbeeren, Hagebutten, rote Paprika und Brokkoli. Vitamin C eignet sich hervorragend zur Stärkung der Abwehrkräfte.

Die richtige Kost bei Hektik und Stress

Leider gerät bei einer hohen Arbeitsbelastung oder starkem Stress als Erstes die Ernährung unter die Räder. Es ist verlockend, sich tagsüber mit zuckerreichen Nahrungsmitteln wie etwa Schokolade zu behelfen, denn sie geben dem Körper einen sofortigen Energieschub, auch wenn man sich, sobald ihre Wirkung verpufft ist, matter fühlt als zuvor. Für eine gleichmäßige Energiezufuhr sollten Sie stattdessen eine Banane, eine Hand voll geschälte Mandeln oder Cashewnüsse, einige getrocknete Aprikosen oder einen traditionellen Haferkuchen essen.

Nach einem arbeitsreichen Tag sind viele von uns einfach zu erschöpft, als dass sie noch Lust zum Kochen hätten, also holen sie sich auf dem Nachhauseweg etwas zu essen. Die meisten Speisen zum Mitnehmen und die meisten Fertiggerichte sind jedoch fettreich, nährstoffarm und machen dick. Sie werden auf den folgenden Seiten sehen, dass man mit sehr wenig Aufwand und in kürzester Zeit ein gesundes, köstliches Mahl zubereiten kann.

- → Essen Sie grundsätzlich fünf Portionen frisches Obst und Gemüse pro Tag und bis zu vier Scheiben Vollkornbrot.
- → Essen Sie mindestens zweimal pro Woche Fisch, ein- bis zweimal pro Woche Geflügel und nur einmal pro Woche rotes Fleisch.
- → Verwenden Sie Käse nur sparsam – und wenn, dann sollten Sie ihn eher reiben als schneiden.
- → Gönnen Sie sich Kuchen nur zu besonderen Anlässen.
- → Schränken Sie Ihren Alkoholkonsum ein: Ein bis zwei Gläser zu einer Mahlzeit ein- bis zweimal pro Woche sind genug.
- → Verwenden Sie zum Kochen Olivenöl statt gewöhnlichen Pflanzenöls, da es reich an Antioxidanzien ist und deshalb den Cholesterinspiegel senkt.
- → Essen Sie spätabends keine schweren Speisen, denn Sie schlafen schlechter, wenn Ihr Körper mit Verdauen beschäftigt ist.

Gesunde Gerichte, schnell zubereitet

Eine gesunde Mahlzeit lässt sich in wenigen Minuten zubereiten. Man muss hierzu nur am Wochenende oder am Wochenanfang ein wenig planen und einen Abstecher in den Supermarkt machen. Viele Supermärkte bieten eigens Speisen für Berufstätige an, die wenig Zeit haben: Sie verkaufen Päckchen mit geschältem und geschnittenem Frischgemüse, gewaschenem Salat, aber auch frische Suppen und Soßen. Obwohl Sie die Fertigsuppen und -soßen immer auf einen hohen Fett- und Salzgehalt überprüfen sollten, können Sie sich mit den meisten dieser Produkte gesund und relativ preiswert ernähren. Lassen Sie sich von den folgenden einfachen Vorschlägen zu schnell zubereiteten, gesunden und doch sehr schmackhaften Speisen anregen.

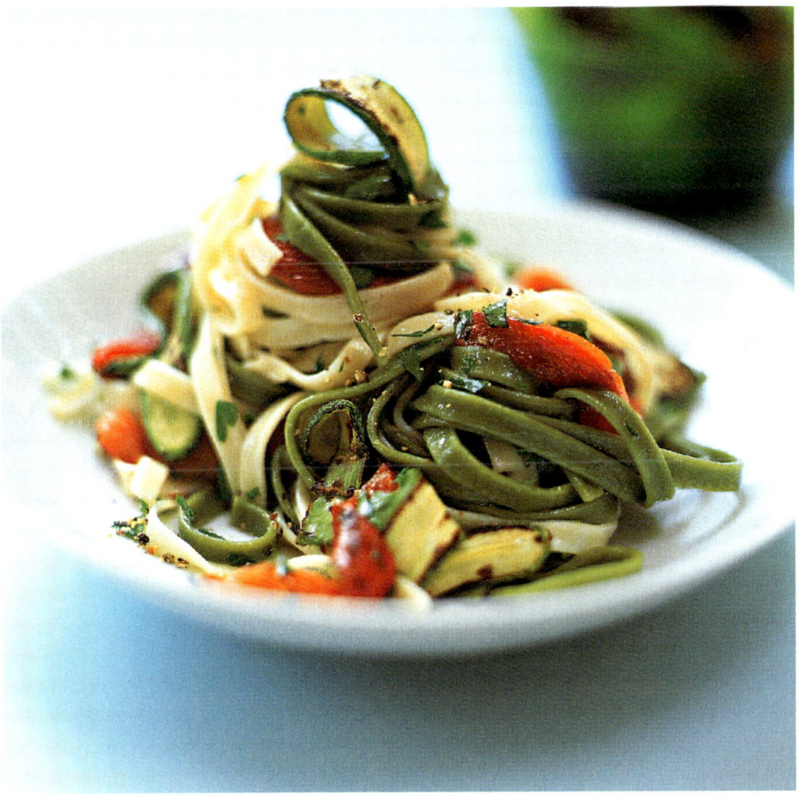

Hauptgericht

Nudeln sind äußerst vielseitig kombinierbar und in wenigen Minuten fertig. Bestreichen Sie Paprika- und Zucchini-Scheiben mit Olivenöl und rösten Sie sie in einer Pfanne, während Sie die Nudeln kochen. Würzen Sie das Ganze mit schwarzem Pfeffer und garnieren Sie es mit frischem Basilikum. Wahlweise können Sie ein Stück Schellfisch mit Zitronenscheiben, Knoblauch und frischem Thymian in Alufolie backen. Richten Sie den Fisch mit verschiedenen, leicht gedünsteten Gemüsesorten an, etwa Zwergfenchel, Karotten und Zucchini.

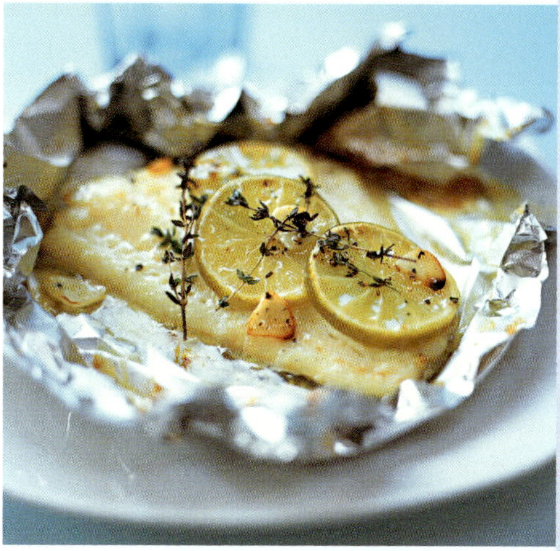

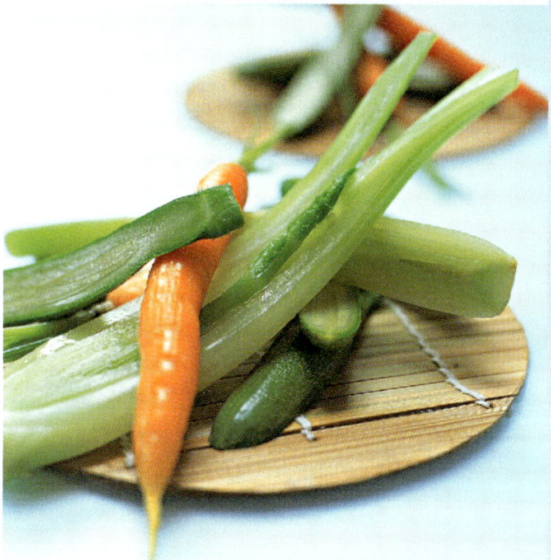

Dessert

Gegrilltes Obst bildet einen hervorragenden Abschluss für jede Mahlzeit. Streuen Sie etwas Zucker über eine Mischung aus Feigen, weißen Pfirsichen und Ananasstücken und stellen Sie das Ganze in den Ofen, bis der Zucker zu karamellisieren beginnt. Sie können dieses Dessert mit beliebigen Früchten Ihrer Wahl ausprobieren.

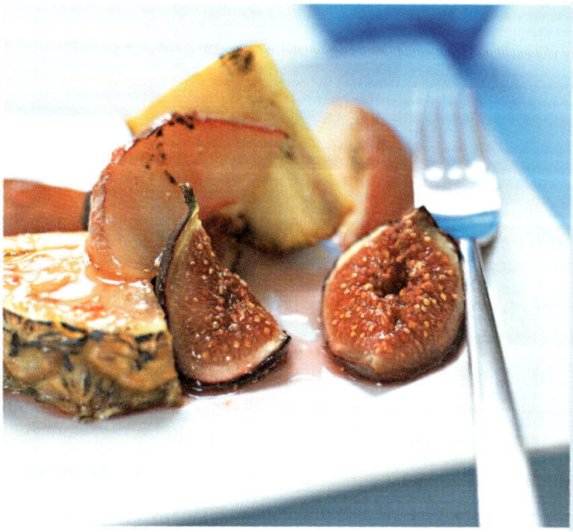

Einstimmung auf den Schlaf

Gesunder Schlaf ist etwas, das wir alle brauchen, aber nicht immer bekommen: Die Hälfte aller Menschen leidet irgendwann im Leben an Schlafstörungen. Im hektischen Alltag missachten viele von uns ihre Körpersignale.
So wie Sie ein besonderes Ritual befolgen sollten, wenn Sie von der Arbeit nach Hause kommen, sollten Sie sich auch vor dem Zubettgehen einen bestimmten Ablauf angewöhnen, der Ihrem Körper signalisiert, dass es Zeit zum Schlafen ist. Ein warmes Bad mit ein paar Tropfen Lavendelöl ist dafür gut geeignet; es macht außerdem müde. Sie können alternativ auch Gesicht und Füße einfach mit warmem Wasser waschen.
Wenn Sie keine Zeit für eine vollständige Reflexzonenmassage haben, bitten Sie Ihre(n) Partner(in) oder Freund(in), Ihre Füße vor dem Zubettgehen ein paar Minuten lang zu massieren. (Das ist entspannender, als wenn Sie Ihre Hände selbst massieren.) Benutzen Sie einfach die Entspannungsmassagen für das Zwerchfell und den Mittelfußknochen auf den Seiten 142 und 143.

Hilfe bei Schlaflosigkeit

Wenn Sie an Schlaflosigkeit leiden, werden Sie wissen, dass es einem umso schwerer fällt, einzuschlafen, je verbissener man es versucht. Oft ist es das Beste, aufzustehen, sich ein warmes Getränk zu machen und ein beruhigendes Buch zu lesen.
Allgemeine Sorgen über Beziehungen, Arbeit, Gesundheit und Finanzen können einem den Schlaf rauben; permanente Schlaflosigkeit ist jedoch oft auch mit einer tieferen Lebensangst und Depression verbunden. Wenn Schlafprobleme andauern, sollten Sie sich selbst fragen, was Sie tun können, um sich von Ihren Sorgen befreien und gelassener durchs Leben gehen zu können. Erwägen Sie, fachkundigen Rat einzuholen. Verzichten Sie wenn möglich auf rezeptpflichtige Schlafmittel, denn sie können süchtig machen und erzeugen dadurch weitere Probleme. Probieren Sie

stattdessen Baldriantee oder -tropfen aus. Ersatzweise können Sie auch einen Kamillen- oder Lindenblütentee zubereiten. Das wird Ihnen helfen, sich zu entspannen.

Ihr Schlafzimmer

Ihr Schlafzimmer sollte ein einladender und beruhigender Raum sein, in dem Sie sich wohl fühlen. Halten Sie ihn möglichst ordentlich und sauber und schlafen Sie mit offenem Fenster, um die Luftqualität zu verbessern, es sei denn, es ist draußen sehr laut oder feucht. Ein Ionisator wird die Atmosphäre ebenfalls verbessern.

Allgemeine Tipps zur Selbsthilfe

- Nehmen Sie nach 19 Uhr kein Koffein mehr zu sich oder verzichten Sie am besten ganz darauf. Malzkaffee und Kräutertees wie etwa Kamillentee sind ein guter Ersatz für Schwarztee und Kaffee.
- Ernähren Sie sich ausgewogen, und machen Sie es sich zur Gewohnheit, nicht nach 20 Uhr zu essen. Meiden Sie eiweißreiche Speisen wie Käse, Steaks oder Hamburger, da Sie nicht ruhig schlafen können, wenn Ihr Magen eine schwere Mahlzeit verdaut.
- Nehmen Sie ein Calcium- oder Magnesiumpräparat, bevor Sie zu Bett gehen.
- Es ist sehr wichtig, dass Sie sich in Ihrem Bett wohl fühlen. Die Matratze sollte verhältnismäßig hart sein und dennoch Ihrer Wirbelsäule erlauben, ihre natürliche S-Form zu behalten, wenn Sie auf dem Rücken liegen. Eine ungeeignete Matratze verursacht Rückenschmerzen und schlaflose Nächte.
- Es sollte Ihnen im Bett weder zu heiß noch zu kalt sein. Wählen Sie die Bettwäsche entsprechend aus.
- Geben Sie ein paar Tropfen Kamillen- oder Lavendelöl auf ein Taschentuch und legen Sie es unter Ihr Kopfkissen.
- Trinken Sie ein Glas warme Milch mit einem Teelöffel Honig und einer Prise Zimt. (Meiden Sie Milch, wenn Sie an einem Katarrh oder einem Ekzem leiden.)
- Langsames und tiefes Einatmen hilft gegen Schlaflosigkeit. Legen Sie Ihre Hände auf Ihr Zwerchfell und konzentrieren Sie sich darauf, wie es mit jedem Ein- und Ausatmen steigt und sinkt.

Melatoninproduktion

Melatonin (siehe auch S. 71) ist eine hormonähnliche Substanz, die die Zirbeldrüse vor allem nachts absondert. Sie hilft dem Körper, sich auf den Schlaf vorzubereiten, indem sie den Herzschlag verringert und die Wachsamkeit senkt. Wenn die Straßenbeleuchtung in Ihr Schlafzimmer scheint, könnte es u. U. sein, dass die Melatoninkonzentration in Ihrem Körper vermindert wird und das Einschlafen erschwert. Schaffen Sie sich dicke Vorhänge an oder stellen Sie ggf. Ihr Bett um.

Sie sollten jedoch auch darauf achten, nicht zu viel Zeit in abgedunkelten Räumen zuzubringen, denn das erhöht die Melatoninproduktion und kann dadurch zu depressiven Verstimmungen führen. Im Allgemeinen können Sie die natürliche Melatoninproduktion des Körpers durch gesunde Ernährung und sportliche Aktivitäten im Gleichgewicht halten. Gehen Sie möglichst in der Morgensonne spazieren und setzen Sie sich an dunklen Wintertagen bewusst hellem, künstlichem Licht aus.

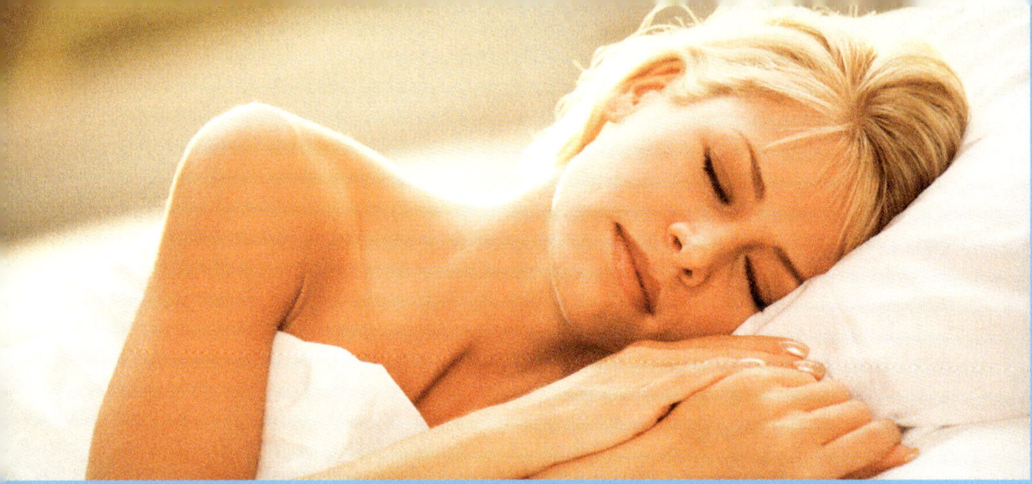

Alltags-krankheiten

Vorbeugung und Behandlung mit Fußreflexzonenmassage

Das folgende Kapitel zeigt Ihnen, wie Sie mit Hilfe der Fußreflexzonenmassage Alltagskrankheiten vorbeugen und behandeln können. Bei ernsten Erkrankungen sollten Sie Ihre Massage zu Hause durch regelmäßige Besuche bei einem geschulten Reflexzonenmasseur ergänzen (siehe Adressenteil im Anhang). Holen Sie sich außerdem fachkundigen Rat ein, wenn Sie unsicher sind, wie Sie die Krankheit behandeln sollen.
Wenn Sie eine der in diesem Abschnitt beschriebenen Krankheiten behandeln wollen, sollten Sie zunächst die vollständige Fußmassage (siehe S. 142 ff) durchführen und dann zusätzlich gezielt die spezifischen Reflexzonen massieren, die für die Beschwerden empfohlen werden. Wenn Ihre Zeit nur knapp bemessen ist, können Sie auch lediglich die relevanten Zonen für eine bestimmte Erkrankung behandeln, nachdem Sie den Fuß mit den Entspannungsübungen (siehe S. 142 ff) aufgewärmt haben. Beenden Sie immer den gesamten Behandlungszyklus am rechten Fuß, bevor Sie die Massage am linken Fuß wiederholen.
Die Vorbeugung von Krankheiten ist genauso wichtig wie ihre Heilung, weshalb eine gesunde Person mindestens einmal im Monat eine vollständige Fußbehandlung bekommen sollte. Wenn Sie grundsätzlich gesund, aber immer wieder anfällig für eine bestimmte Krankheit sind, sollte sich Ihre monatliche Behandlung auf die entsprechenden Reflexzonen konzentrieren.
Achten Sie auch zwischen den Reflexzonenmassagen auf Ihren Körper, da viele Probleme durch eine ungesunde Lebensweise und falsche Ernährungsgewohnheiten verursacht werden. Wenn Sie sich um Ihren Körper und Ihre Seele kümmern, werden Sie sich nicht nur langfristig einer guten Gesundheit erfreuen, sondern sich auch insgesamt glücklicher und entspannter fühlen.

Allergien und Asthma

Eine Allergie ist eine körperliche Reaktion auf ein oder mehrere Allergene, also Reizstoffe wie etwa Pollen, gewisse Nahrungsmittel, Lebensmittelzusätze, Reinigungsmittel oder Tierhaare. Stress kann ebenso Allergien auslösen, da er die Abwehrkräfte schwächt. Asthma ist häufig eine allergische Reaktion, auch wenn die schlechte Luftqualität in den Städten zuweilen dafür verantwortlich gemacht wird. Weitere Symptome von Allergien sind Hautausschläge, Heuschnupfen und Migräne.
Bei der Behandlung einer Allergie sollte man sich nicht ausschließlich auf die Symptome konzentrieren, sondern versuchen zu klären, warum der Körper allergisch reagiert.

Allgemeine Tipps zur Selbsthilfe

- Ernähren Sie sich ausgewogen, und meiden Sie möglichst Zucker, aber auch andere Lebensmittelzusätze wie z. B. orange und gelbe Lebensmittelfarben und Natriumglutamat.
- Nehmen Sie morgens, bevor Sie etwas essen oder trinken, Vitamin-C-Tabletten ein. Schränken Sie den Verzehr von Schwarztee, Kaffee und Salz ein.
- Halten Sie Ihre Wohnung möglichst sauber und staubfrei, und verwenden Sie keine Raumsprays.
- Trinken Sie Thymian- oder Lavendeltee; sie wirken beide antiseptisch und schleimlösend und verschaffen dadurch Erleichterung.
- Machen Sie regelmäßig Atemübungen (siehe S. 42) und trainieren Sie Ihre Atemwege. Schwimmen ist die ideale Sportart, wenn Sie gegen Pollen oder Staub allergisch sind.

REFLEXZONENMASSAGE

Die Wirkung der Reflexzonenmassage beruht auf Stressabbau und Stärkung des Körpers, insbesondere des Verdauungsapparates und des Immunsystems. Nach einer entspannenden Fußmassage (siehe S. 142 ff) bearbeiten Sie die Füße. Zur Selbstbehandlung massieren Sie die gesamte Fläche beider Handinnenseiten, um die Reflexzonen für den Verdauungsapparat und die Atemwege anzuregen.

Lunge: Fußsohle (01)

Massieren Sie das Areal zwischen Zwerchfelllinie und Schulterlinie an der Fußsohle mit der Kriechtechnik.

Darm (02)

Stützen Sie die Ferse des rechten Fußes mit der linken Hand und massieren Sie dieses Gebiet unterhalb der Taillenlinie von innen nach außen. Wechseln Sie die Hände, und massieren Sie in die entgegengesetzte Richtung. Kehren Sie alle Handhaltungen beim linken Fuß um.

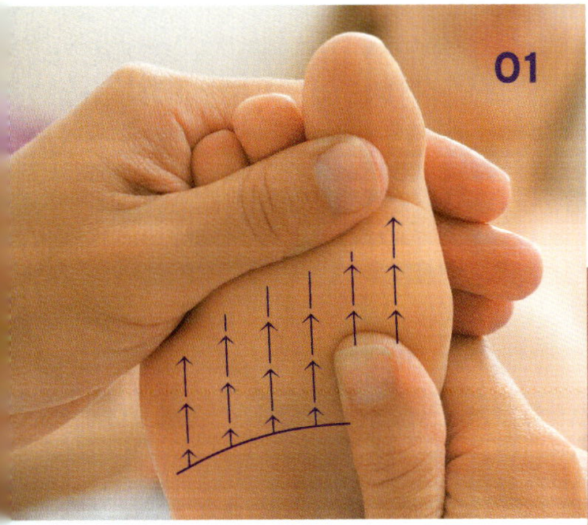

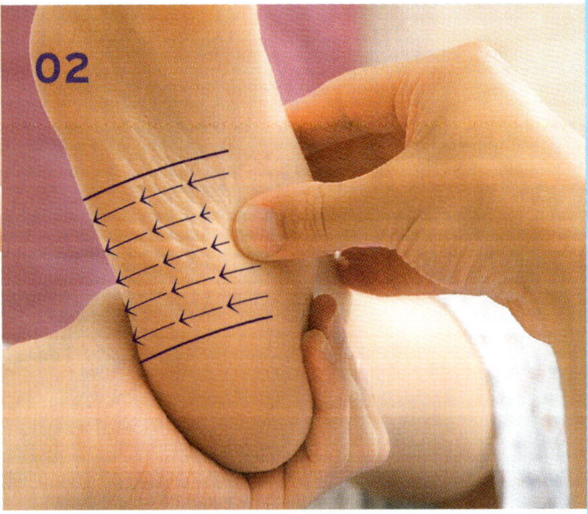

Leber (03)

Diese Reflexzone findet sich nur am rechten Fuß. Stützen Sie den Fuß mit der linken Hand, und massieren Sie mit der Kriechtechnik von innen nach außen quer darüber. Wechseln Sie die Hände, und massieren Sie in die entgegengesetzte Richtung.

Magen (04)

Stützen Sie den linken Fuß mit der rechten Hand. Arbeiten Sie mit dem linken Daumen von innen nach außen quer über die markierte Fläche. Wechseln Sie die Hände, und massieren Sie mit dem rechten Daumen in die entgegengesetzte Richtung.

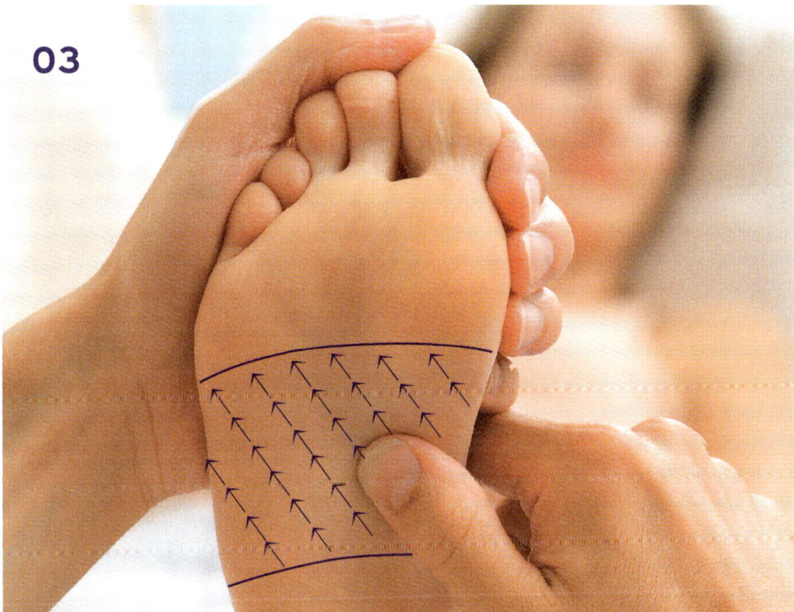

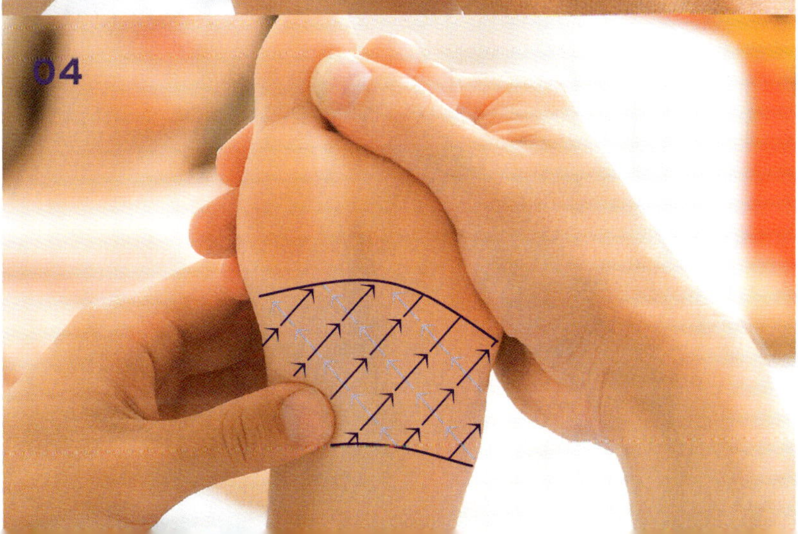

Bindehautentzündung

Schlechte oder künstliche Beleuchtung, verräucherte Luft, stundenlanges Starren auf einen Bildschirm und emotionale Belastungen fordern ihren Tribut von unseren Augen (siehe S. 78 f). Eine Bindehautentzündung wird jedoch im Allgemeinen durch eine Infektion der Nasennebenhöhlen verursacht, die auf die empfindliche Bindehaut des Auges übergreift. Die Augen sind gerötet, berührungsempfindlich und jucken. Ein weiteres Symptom sind verklebte Augen am Morgen, da vermehrt Sekret abgesondert wird.

Allgemeine Tipps zur Selbsthilfe

→ Benutzen Sie Augentropfen und spülen Sie Ihre Augen mehrfach mit einer milden Salzwasserlösung aus.

→ Entspannen Sie sich zweimal täglich bei einer kalten Hamamelis-Kompresse: Tränken Sie Wattebausche in verdünntem Hamamelis-Auszug. Legen Sie sie 15 Minuten in den Kühlschrank. Setzen Sie sich dann mit der Watte auf den Augen in einen bequemen Sessel. Dies beruhigt entzündete Augen und vermindert Augenschwellungen.

Gesunde Ernährung, gesunde Augen

Eine gesunde Ernährung ist die Grundvoraussetzung für gesunde Augen. Essen Sie vermehrt Hülsenfrüchte, die schwefel- und damit auch proteinreich sind, gelbe Gemüsesorten, nahrhafte Beeren (Brombeeren, Heidelbeeren und Kirschen), die Flavonoide enthalten, und alle Vitamin-C-reichen Nahrungsmittel (Kiwis und Erdbeeren).

→ Nehmen Sie gegen müde, überanstrengte Augen Ginkgo-biloba-Präparate, die auch bei altersbedingten Sehstörungen helfen.

→ Nehmen Sie außerdem Vitamine C und E, Zink und Selen ein; sie alle verbessern die Nährstoffaufnahme und erhalten damit die Gesundheit Ihrer Augen.

REFLEXZONENMASSAGE

Wenn Sie eine Augenkrankheit mit einer Reflexzonenmassage behandeln, sollten Sie immer die gesamte Kopf- und Nebenhöhlenzone sowie die Augenpunkte massieren.

Nebenhöhlen (01)

Halten Sie den Fußrücken des rechten Fußes mit der linken Hand; wechseln Sie beim linken Fuß die Hände. Beginnen Sie an der Basis des großen Zehs und massieren Sie sämtliche Zehen mit der Kriechtechnik. Wenn Sie den kleinen Zeh erreichen, wechseln Sie die Hände und arbeiten Sie in die entgegengesetzte Richtung zurück.

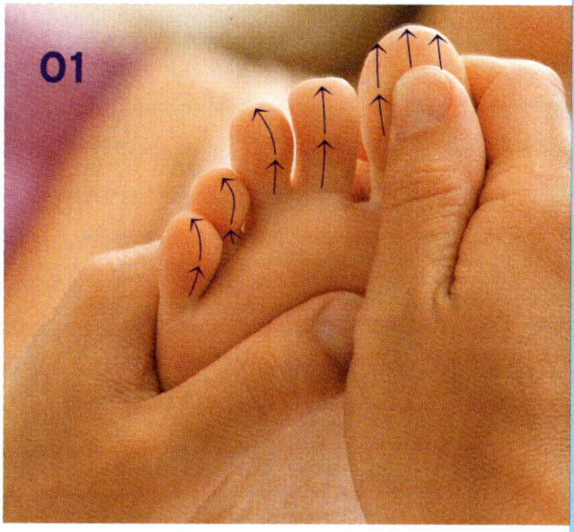

Augen (02)

Stimulieren Sie die Augenzone, die unterhalb der ersten Krümmung des zweiten Zehs liegt, mit der Drehtechnik. Stützen Sie den Fußrücken des rechten Fußes mit der linken Hand und massieren Sie den Zeh mit der rechten. Wechseln Sie die Hände bei der Massage des linken Fußes.

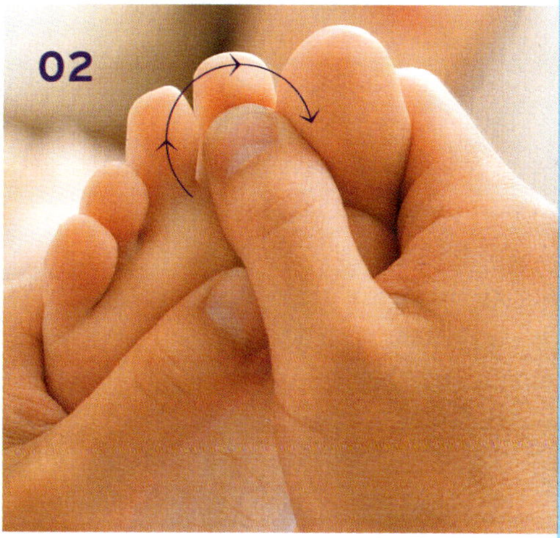

Gesicht (03)

Stützen Sie die rechte Fußsohle mit der Faust der linken Hand. Massieren Sie mit dem rechten Zeigefinger quer über die ersten drei Zehen. Wechseln Sie die Hände für den linken Fuß.

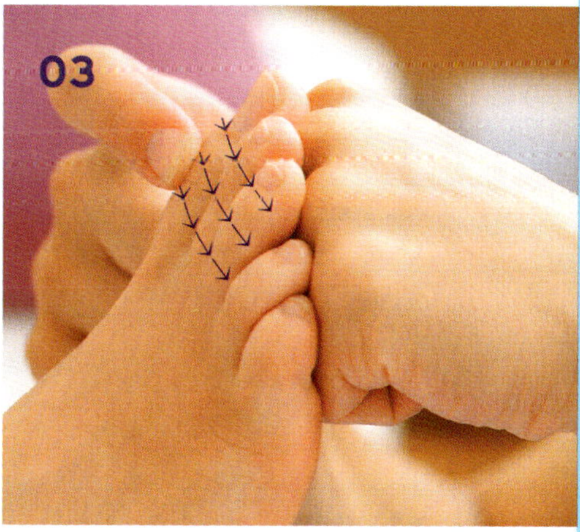

Blasenentzündung

Die Entzündung der Harnblase ist eine Krankheit, von der viele Frauen betroffen sind, weil Blase, Gebärmutter und Mastdarm sehr dicht beieinander liegen und die Harnröhre bei Frauen sehr kurz ist, sodass Bakterien schneller zur Blase vordringen können. Zu den Symptomen gehören Schmerzen im unteren Beckenbereich und beim Wasserlassen, Harndrang und allgemeines Unwohlsein.

Es gibt vielfältige Ursachen für eine Blasenentzündung: das Tragen zu enger Hosen, die die Durchblutung des Scheidenraums beeinträchtigen, was die Entstehung eines bakterienfreundlichen Milieus fördert; unzureichende Flüssigkeitszufuhr, sodass es zu einer Harnstauung kommt; eine das Immunsystem schwächende Einnahme von Antibiotika; Quetschung der Scheiden- und Blasenwand beim Geschlechtsverkehr. Die Ein nahme empfängnisverhütender Mittel schwächt ebenfalls die Immunabwehr, vermutlich weil dadurch die Vitamin-C-Speicher im Körper zerstört werden.

Allgemeine Tipps zur Selbsthilfe

- → Trinken Sie tagsüber reichlich Quellwasser.
- → Apfelessig hat eine ausgezeichnete antiseptische Wirkung. Geben Sie 2 Teelöffel in ein großes Glas warmes Wasser, und trinken Sie diese Mischung zweimal pro Tag.
- → Geben Sie 1 Teelöffel Natriumbikarbonat und den Saft einer halben Zitrone in ein Glas warmes Wasser.
- → Massieren Sie Ihren Bauch mit etwas Teebaumöl. Arbeiten Sie mit kreisförmigen Handbewegungen bis zum Schambein hinunter.

REFLEXZONENMASSAGE

Eine Reflexzonenmassage kann die Beschwerden einer Blasenentzündung erheblich lindern, vor allem, wenn die Füße massiert werden. Konzentrieren Sie sich auf die Reflexzonen für die Harnorgane, nämlich Blase, Harnleiter und Nieren. Massieren Sie auch die Wirbelsäulenzone, um die Nerven- und Blutversorgung der Beckenregion zu verbessern. Der wichtigste Bereich der Wirbelsäule ist die Lendenwirbelsäule, die zwischen Becken- und Taillenlinie liegt. Wenn Sie die Füße nicht behandeln können, massieren Sie die Zonen der Harnorgane und der Wirbelsäule an den Händen.

Harnorgane (01)

Stützen Sie den Rücken des rechten Fußes mit der linken Hand, und massieren Sie mit dem rechten Daumen. Wechseln Sie die Hände am linken Fuß.

Um die Blasen- und Harnleiterzone anzuregen, sollten Sie die Innenseite der Ligamentlinie bis zur Taillenlinie mit der Kriechtechnik massieren. Massieren Sie aber nicht die Ligamentlinie selbst.

Die Niere liegt über dem Schnittpunkt von Taillen- und Ligamentlinie. Massieren Sie diesen Reflex mit der Drehtechnik.

Achtung: Wenn die Symptome sehr schmerzhaft sind oder länger als 48 Stunden anhalten, Sie Fieber bekommen oder Ihnen übel wird, sollten Sie einen Arzt aufsuchen.

Wirbelsäule (02)

Stützen Sie die Füße wie bei der Reflexzonenmassage der Harnorgane.

Um auf die Wirbelsäule einzuwirken, massieren Sie mit dem Arbeitsdaumen die Innenkante des Fußes hinauf, von der Fersenbasis bis ans obere Ende des großen Zehs. Kehren Sie zu dem Abschnitt der Wirbelsäulenzone zurück, der zwischen der Becken- und der Taillenlinie liegt, und massieren Sie diesen Bereich ein weiteres Mal. Das regt die Lendenwirbelsäule an.

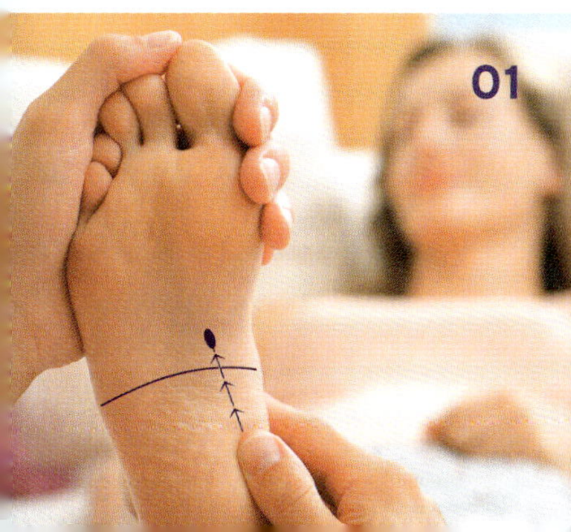

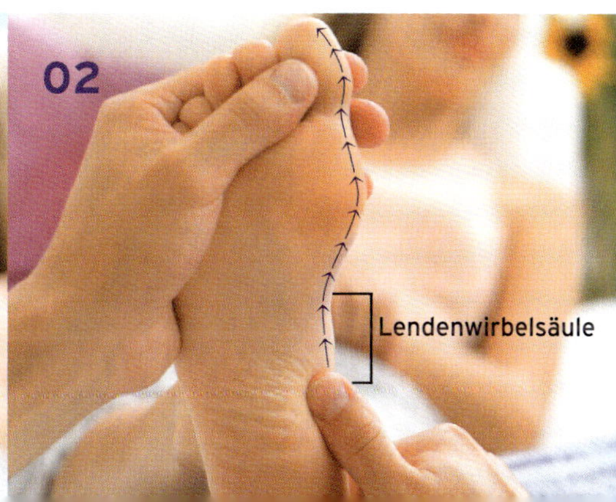

Depression und Sucht

Jeder hat Momente oder Phasen in seinem Leben, in denen er sich – oft als Reaktion auf ein bestimmtes Ereignis – traurig, bedrückt oder besorgt fühlt. Die klassischen Symptome reichen von ständiger Müdigkeit, Appetitlosigkeit und Unkonzentriertheit bis hin zu Stimmungsschwankungen, Schlaflosigkeit, allgemeiner Teilnahmslosigkeit und Angstzuständen.

Depression und Suchtverhalten hängen oft voneinander ab, da viele Menschen zu stimmungsaufhellenden Substanzen greifen, wenn sie depressiv sind. Manche Formen der Sucht sind relativ harmlos und werden gesellschaftlich akzeptiert, wie etwa das Rauchen, während andere schwere Gesundheitsschäden verursachen und psychisch und physisch abhängig machen.

Mit sich selbst Geduld zu haben und sich die Zeit zu nehmen, völlig zu genesen, ist oft das beste Mittel gegen Depression. Gefühlen der Einsamkeit oder Verlassenheit kann man auch dadurch entgegenwirken, dass man sich bei Freunden und Verwandten oder einem Therapeuten seine Sorgen von der Seele redet. Es gibt außerdem viele Selbsthilfegruppen und -vereine, die einen dabei unterstützen, eine Nikotin-, Alkohol- oder Drogensucht zu überwinden. Konsultieren Sie Ihren Arzt oder schlagen Sie einfach in den Gelben Seiten nach.

Allgemeine Tipps zur Selbsthilfe

- Ernähren Sie sich ausgewogen, und schlafen Sie jede Nacht mindestens acht Stunden.
- Bewegen Sie sich möglichst viel im Freien, um Ihr Gehirn zur Ausschüttung von Endorphinen, den natürlichen Schmerzmitteln des Körpers, anzuregen – Endorphine sind auch als «Glückshormone» bekannt.
- Nehmen Sie Johanniskraut, ein nicht abhängig machendes pflanzliches Antidepressivum, in Kapselform oder als Tee zu sich.
- Regelmäßige aromatherapeutische Massagen mit Neroli-, Weihrauch- oder Bergamottöl wirken besonders gut gegen Depressionen.

REFLEXZONENMASSAGE

Die heilende Berührung der Reflexzonenmassage kann bei depressiven Verstimmungen und Sucht sowohl körperlich als auch emotional sehr wohltuend wirken. Sie hilft auch, die innere Balance unseres Körpers wiederherzustellen. Konzentrieren Sie sich auf die Reflexzonen für das Zentralnervensystem, die Wirbelsäule und das Gehirn. Bei Formtiefs am Tag können Sie Ihre Hände selbst massieren. Konzentrieren Sie sich auch bei der Handmassage auf die Wirbelsäulen- und Gehirnzone. Benutzen Sie für jede Reflexzone die Kriechtechnik.

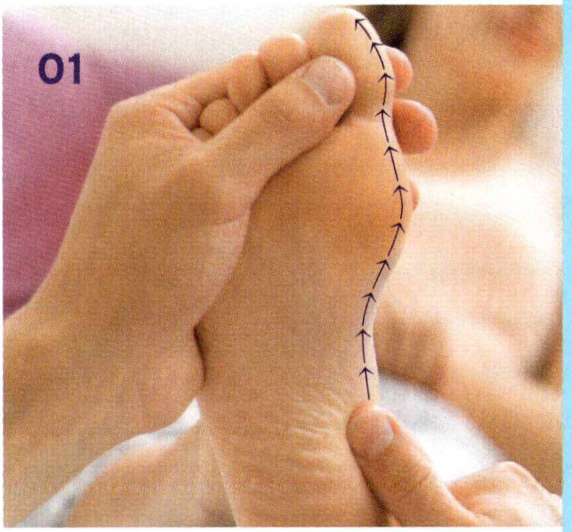
01

Wirbelsäule (01)

Massieren Sie die innere Kante des Fußes bis zur Spitze des großen Zehs hinauf. Arbeiten Sie mit der rechten Hand am rechten Fuß und umgekehrt.

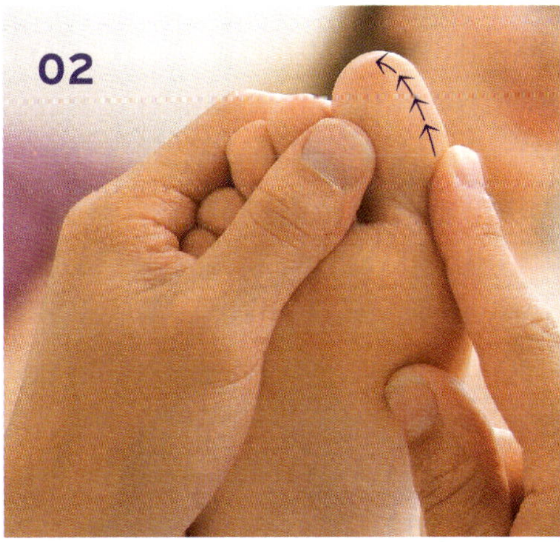
02

Halswirbelsäule (02)

Kehren Sie zum großen Zeh zurück und massieren Sie mit dem Zeigefinger in einer feineren Bewegung die Außenseite hinauf.

Antidepressiva

Wenn Sie sich entschließen, Antidepressiva einzunehmen, sollten Sie zeitgleich unbedingt mehr frisches Obst und Gemüse sowie ölhaltigen Fisch verzehren. Denn Antidepressiva entziehen dem Körper essenzielle Nährstoffe, vor allem Aminosäuren; das kann die normale Funktion des Gehirns beeinträchtigen und schlimmstenfalls die Depression verstärken.

Wirbelsäule (nach unten) (03)

Stützen Sie die Sohle mit dem Rücken Ihrer linken Hand und massieren Sie die innere Fußkante hinunter.

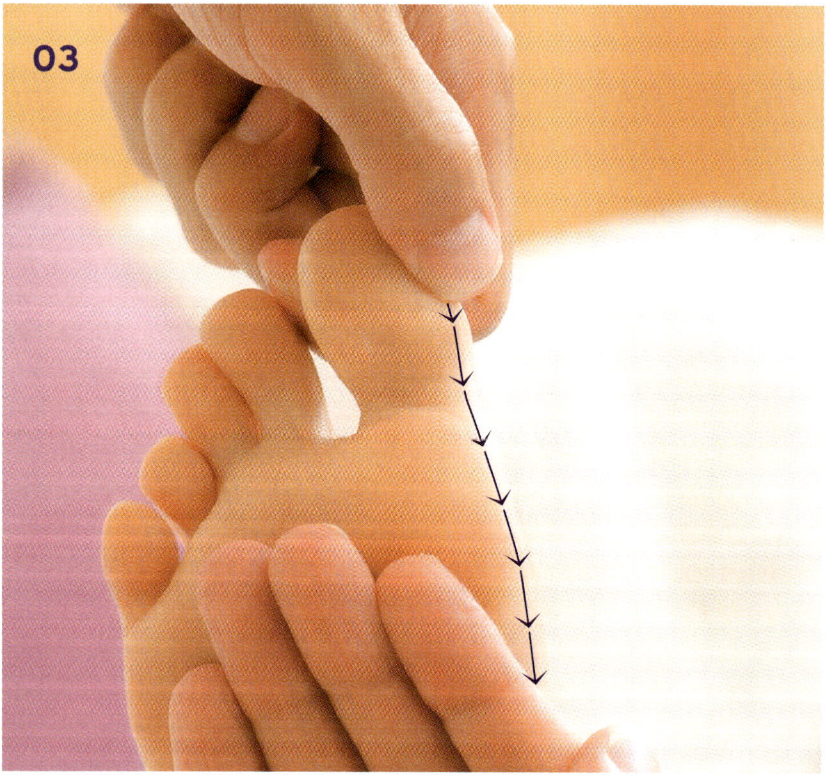

Ohrenschmerzen und Nasennebenhöhlenentzündung

Wenn Erwachsene Ohrenschmerzen haben, ist das oftmals die Folge einer schweren Erkältung oder einer Nebenhöhlenentzündung (Sinusitis). Ohrenentzündungen betreffen normalerweise das Mittelohr und sind äußerst schmerzhaft. Bei akuten Ohrenschmerzen sollten Sie unverzüglich zum Arzt gehen, denn die Infektion kann möglicherweise auf das Gehirn übergreifen.

Die Nebenhöhlen sind knochige, durchlässige Hohlräume in den Gesichtsknochen, die in die Nase münden. Sie fungieren als Resonanzkästen für die Stimme sowie als Schleimfilter und vermindern das Gewicht des Kopfes im Nacken. Eine Sinusitis ist eine äußerst unangenehme Entzündung der Nebenhöhlen, bei der die durchlässigen Höhlen anschwellen, das Sekret, das normalerweise die Hohlräume reinigt und in den Nasen-Rachen-Raum abtransportiert wird, nicht mehr abfließen kann und die Nasennebenhöhlen verstopft. Oft gehen dabei Geschmacks- und Geruchssinn vorübergehend verloren. Bleibt die Infektion unbehandelt, greift sie oftmals auf die Ohren über und verursacht Kopfschmerzen.

Häufige Ursachen einer akuten bakteriellen Sinusitis ist ein Nasenkatarrh, Heuschnupfen oder auch eine Zahnentzündung, während chronische Entzündungen der Nebenhöhlen oftmals durch eine Allergie oder Überempfindlichkeit z. B. gegen Parfüm oder Haarspray verursacht werden.

Allgemeine Tipps zur Selbsthilfe

Ihr Arzt wird Ihnen vermutlich Antibiotika verschreiben. Probieren Sie auch folgende Tipps:

- Bleiben Sie bei einer akuten Nebenhöhlenentzündung im Bett. Trinken Sie viel, zum Beispiel verdünnte Gemüsesäfte, Suppen und Kräutertees.
- Meiden Sie raffinierten Zucker und schleimbildende Nahrungsmittel wie z. B. Milchprodukte.
- Legen Sie sich bei Sinusitis einen heißen Waschlappen auf die Stirn. Legen Sie bei Ohrenschmerzen eine gut eingewickelte Wärmflasche an das betroffene Ohr.
- Bereiten Sie eine Inhalation mit Gaultheria- (amerikanisches Immergrün) oder Wacholderöl zu, um den Abfluss des Schleims

aus den verstopften Nebenhöhlen zu beschleunigen und die Schmerzen zu lindern.

→ Nehmen Sie 10 Tropfen Echinacea-Tropfen bis zu dreimal täglich während der Infektion ein. Das pflanzliche Immunstimulans sollten Sie auch nach dem Abklingen der Entzündung noch einen Monat lang einmal täglich einnehmen. Das ist besonders wichtig, wenn Sie Antibiotika eingenommen haben.

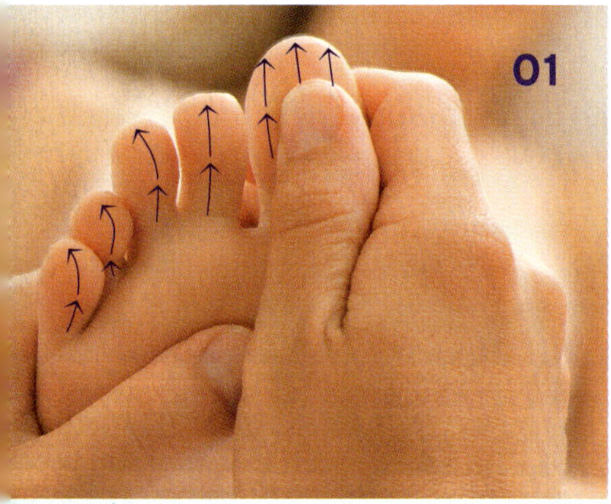

01

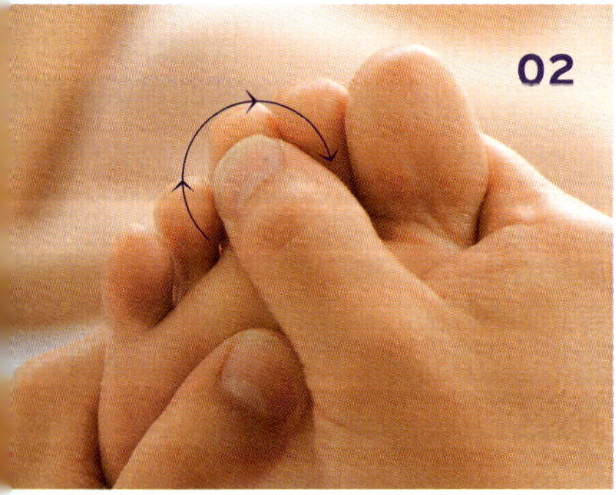

02

REFLEXZONENMASSAGE

Eine Reflexzonenmassage lindert die Beschwerden bei einer Sinusitis und bei Ohrenschmerzen und unterstützt den Körper bei der Abwehr einer Infektion. Sie sollten bei der Behandlung einer Nebenhöhlenentzündung unbedingt auch die Ohrenreflexzone massieren, um ein Übergreifen der Infektion aufs Ohr zu verhindern.

Nebenhöhlen (01)

Halten Sie den Rücken des rechten Fußes mit der linken Hand fest; wechseln Sie die Hände am linken Fuß. Beginnen Sie an der Basis des großen Zehs und massieren Sie alle Zehen mit der Kriechtechnik. Wenn Sie den kleinen Zeh erreichen, wechseln Sie die Hände und arbeiten Sie in umgekehrter Richtung.

Ohr (02)

Stimulieren Sie den Ohrenreflex am ersten Gelenk des dritten Zehs mit der Drehtechnik. Stützen Sie den Rücken des rechten Fußes mit der linken Hand und drehen Sie den rechten Daumen auf der Reflexzone. Beim linken Fuß verfahren Sie umgekehrt.

Fruchtbarkeit

Wenn eine Frau zwischen 22 und 30 Jahre alt ist und ein Kind haben möchte, dauert es im Durchschnitt etwa neun Monate, bis sie schwanger wird. Die Fruchtbarkeit ist eng mit dem Lebenswandel und der Ernährung verknüpft, sodass beide Partner etwas zur Bewältigung des Alltagsstresses tun und sich ausgewogen ernähren sollten. Der günstigste Zeitraum für die Befruchtung der Frau liegt zwischen dem 12. und 16. Tag ihres Zyklus. Führen Sie daher ein Tagebuch, um diesen Zeitraum genau zu ermitteln (der erste Tag der Menstruation gilt als 1. Zyklustag). Wenn Sie sich Sorgen wegen Ihrer Fruchtbarkeit beziehungsweise der Zeugungsfähigkeit Ihres Partners machen, sollten Sie sich einem Fruchtbarkeitstest unterziehen.

Allgemeine Tipps zur Selbsthilfe für beide Partner

- Geben Sie das Rauchen auf, verzichten Sie auf Alkohol und reduzieren Sie die Koffeinaufnahme.
- Nehmen Sie Ginseng- und Zinkpräparate ein.
- Führen Sie regelmäßig sanfte Bewegungstherapien durch, etwa Yoga oder Tai-Chi.

REFLEXZONENMASSAGE

Die Reflexzonenmassage regt die Hormonfunktion an, verringert Stress und fördert die Fruchtbarkeit. Behandeln Sie sich gegenseitig zwei- bis dreimal pro Woche. Nehmen Sie ggf. auch die professionelle Hilfe eines erfahrenen Reflexzonenmasseurs in Anspruch.
Massieren Sie die Zonen für das Zentralnervensystem und das Gehirn, aber auch das gesamte endokrine System, also Hirnanhangdrüse, Zirbeldrüse, Schilddrüse und Nebennieren sowie Eierstöcke / Hoden. Sie sollten auch auf den Hypothalamus einwirken, der das endokrine System und das Nervensystem koordiniert und das Sexualverhalten steuert. Der Hypothalamus liegt hinter den Augen im Gehirn und ist etwa erbsengroß.
Zur Selbstbehandlung massieren Sie die Reflexzonen für die Wirbelsäule, das Gehirn, die Nebennieren, das endokrine System und Eierstock / Hoden.

Wirbelsäule und Gehirn (01)

Massieren Sie mit der Kriechtechnik die innere Fußkante bis zur Spitze des großen Zehs. Arbeiten Sie am rechten Fuß mit der rechten Hand und am linken Fuß umgekehrt.

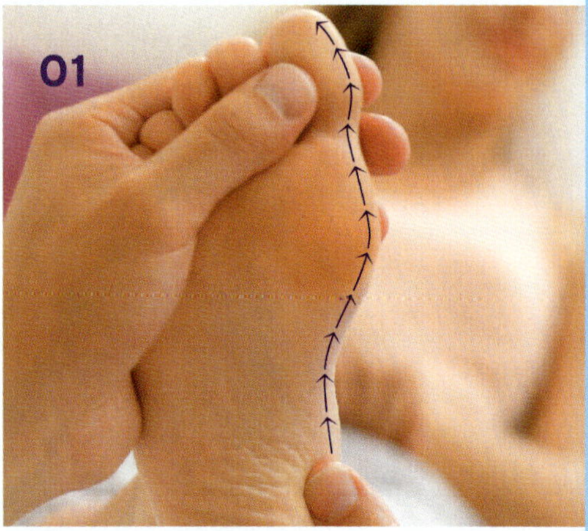

Hals und Schilddrüse: Fußsohle (02)

Massieren Sie mit der Kriechtechnik dreimal über die Basis der ersten drei Zehen.

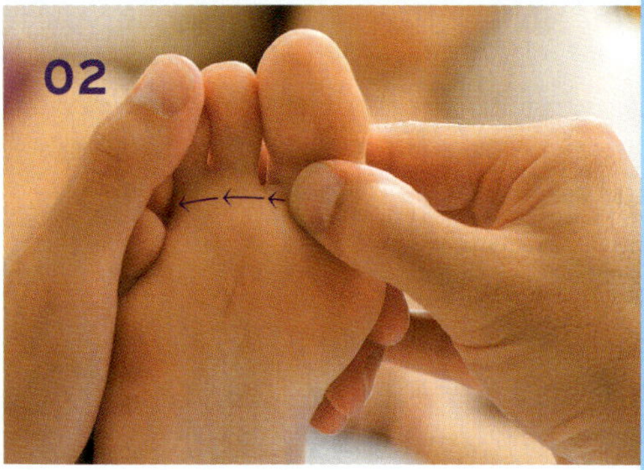

Hals und Schilddrüse: Fußrücken (03)

Massieren Sie mit der Kriechtechnik dreimal entlang der Basis der ersten drei Zehen.

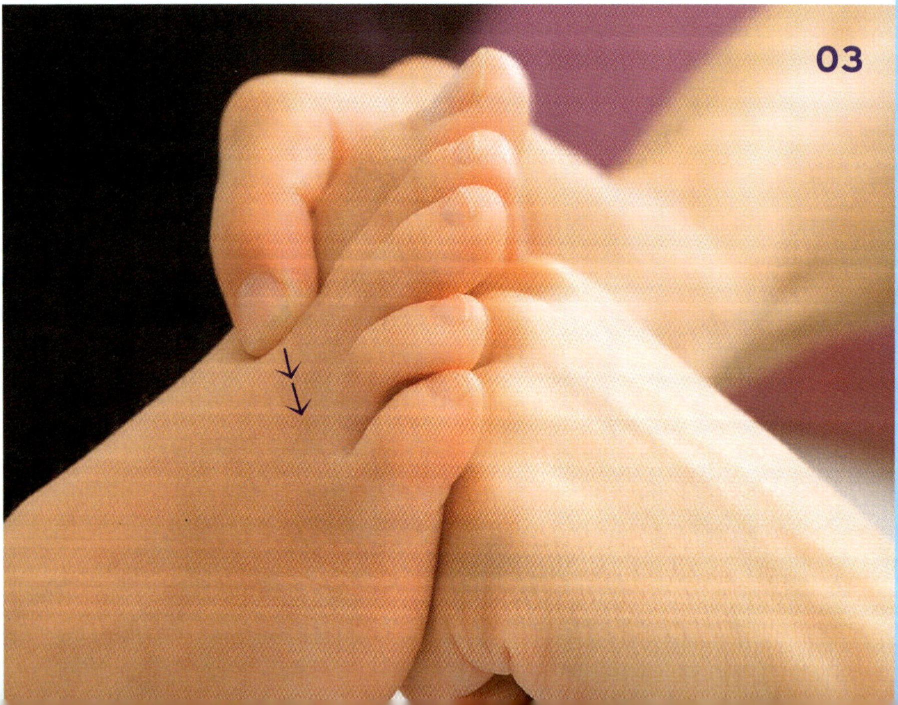

Eierstock/Hoden (04)
Nutzen Sie die Kriechtechnik, um mit dem Zeigefinger von der Fersenspitze zum äußeren Fußknöchel zu massieren.

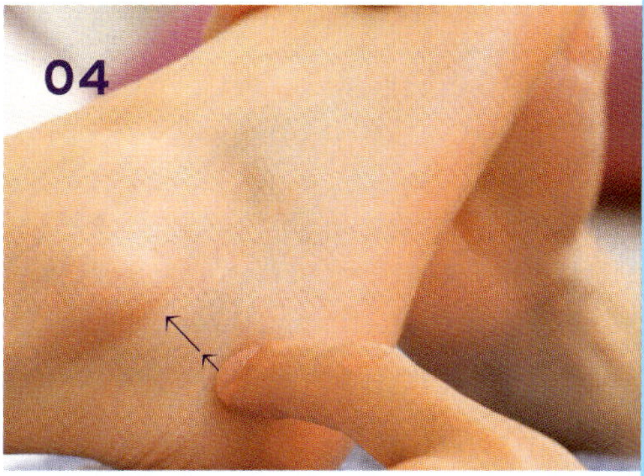

Nebenniere (05)
Die Nebennierenzone liegt über der Nierenzone auf der Innenseite der Ligamentlinie. Stimulieren Sie diese Zone mit einer tiefen Drehung.

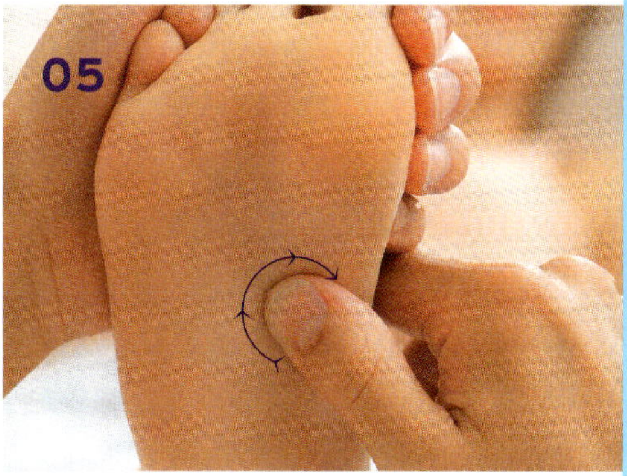

Hirnanhangdrüse, Zirbeldrüse und Hypothalamus (06)
Stützen Sie den Fußrücken, und massieren Sie mit dem Daumen dreimal den großen Zeh hinauf. Massieren Sie nur von der Außenseite des großen Zehs bis zur Mitte. Benutzen Sie die Kriechtechnik.

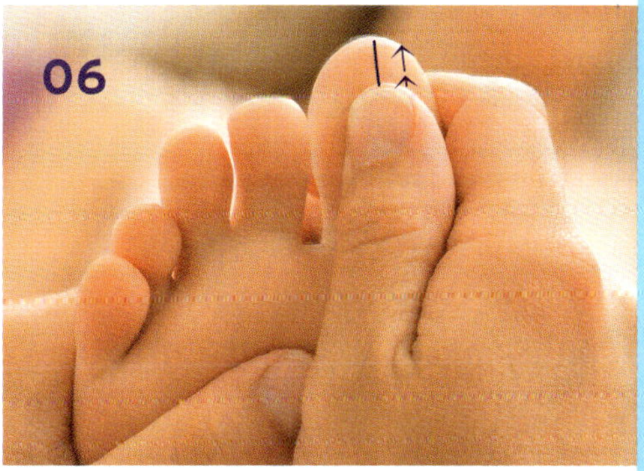

Kopfschmerzen und Migräne

Kopfschmerzen (siehe auch S. 52 f) werden in der Regel durch Überanstrengung der Augen, übermäßigen Genuss von schweren, deftigen Speisen oder Alkohol am Vortag, durch Stress oder eine Bakterien- bzw. Vireninfektion verursacht. Meistens lassen sie nach 24 Stunden wieder nach und verschwinden dann ganz.

Migräne (siehe auch S. 80 f) ist eine überraschend häufige Erkrankung, an der 15 bis 20 Prozent der Männer und 25 bis 30 Prozent der Frauen leiden. Zu den klassischen Symptomen gehören starker, pochender Schmerz auf einer Kopfseite oder auf beiden, Übelkeit, Schleier vor den Augen oder Sternchensehen, Angst, Ermüdung und manchmal ein Kribbeln in den Armen oder Beinen.

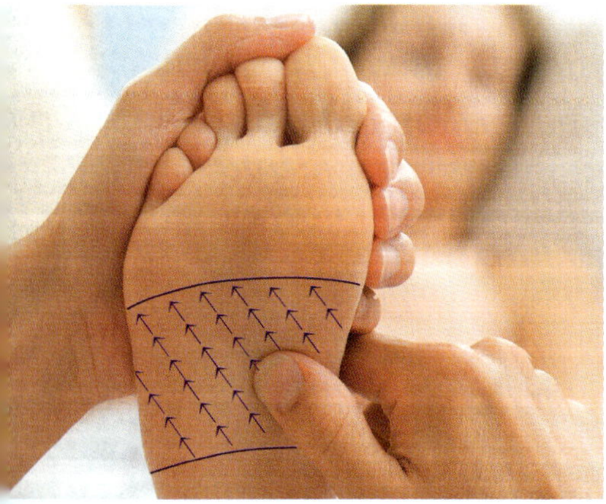

REFLEXZONENMASSAGE

Eine Reflexzonenmassage lindert rasch Kopfschmerzen und Migräne, vor allem, wenn Sie die Füße massieren. Massieren Sie bei einer Migräne die Reflexzonen für Leber, Halswirbelsäule, Hals und Schilddrüse. Bei der Behandlung von Kopfschmerzen sollten Sie die Leberzone weglassen. Massieren Sie alle Reflexzonen mit der Kriechtechnik.

Leber (01)

Diese Zone befindet sich nur am rechten Fuß und sollte bei der Behandlung einer Migräne massiert werden.

Stützen Sie den Fuß mit der linken Hand, und massieren Sie mit dem rechten Daumen von innen nach außen quer über das Areal. Wechseln Sie die Hände, und arbeiten Sie in die entgegengesetzte Richtung.

Halswirbelsäule (02)

Halten Sie den rechten Fußrücken mit der linken Hand, und massieren Sie mit dem Zeigefinger die Außenkante des großen Zehs hinauf. Wiederholen Sie das zwei- bis dreimal. Wechseln Sie die Hände für den linken Fuß.

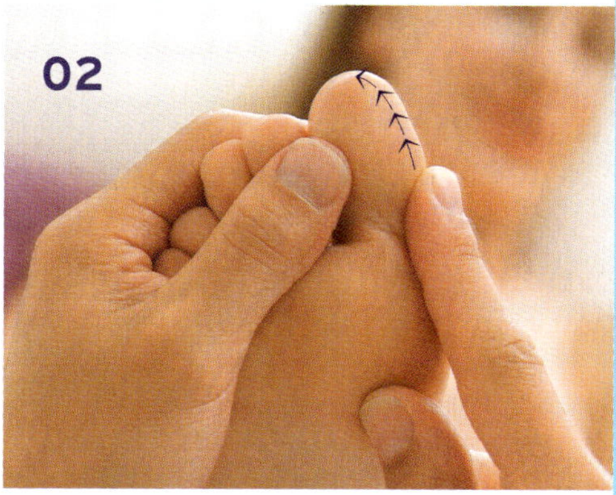

Hals und Schilddrüse: Fußsohle (03)

Arbeiten Sie dreimal entlang der Basis der ersten drei Zehen. Stützen Sie den rechten Fuß mit Ihrer linken Hand, und massieren Sie mit dem rechten Daumen. Wechseln Sie die Hände für den linken Fuß.

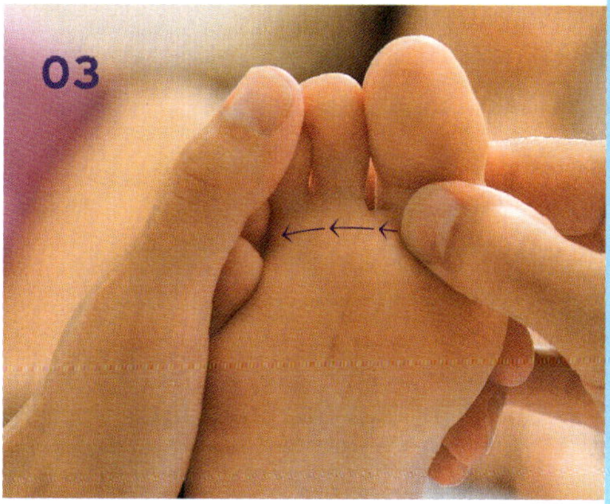

Hals und Schilddrüse: Fußrücken (04)

Stützen Sie den rechten Fuß mit der linken Faust. Massieren Sie mit dem Zeigefinger dreimal entlang der Basis der ersten drei Zehen. Wechseln Sie die Handstellungen für den linken Fuß.

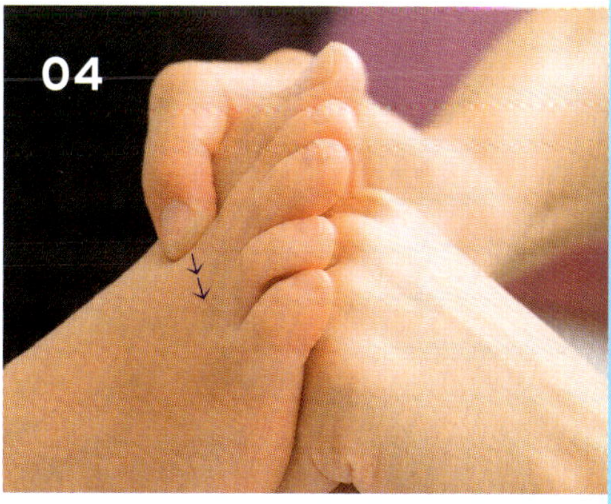

Bluthochdruck

Bluthochdruck (Hypertonie) ist eine der am häufigsten auftretenden Erkrankungen im Westen und Ursache vieler Herz-Kreislauf-Probleme. Das hängt damit zusammen, dass ein erhöhter Blutdruck die empfindlichen Nephronen, die für das Filtern des Blutes in den Nieren zuständig sind, schädigt und damit auch das Herz-Kreislauf-System negativ beeinflusst.
Schlechte Ernährung, übermäßiger Alkohol- und Koffeinkonsum, allgemeiner Bewegungsmangel und die Unfähigkeit, emotionalen Stress zu bewältigen, werden für Bluthochdruck verantwortlich gemacht.

Risikogruppen

Raucher, Übergewichtige, Diabetiker und Menschen mit erhöhten Cholesterinwerten sind die Hauptrisikogruppen für Bluthochdruck. Männer sind häufiger davon betroffen als Frauen.
Wenn Sie in eine dieser Kategorien fallen, müssen Sie etwas für Ihre Gesundheit tun. Geben Sie das Rauchen auf, nehmen Sie ab, ernähren Sie sich gesund und treiben Sie regelmäßig Sport. Wenn Sie völlig unfit sind, fragen Sie Ihren Arzt nach einem geeigneten Fitnessprogramm.

Allgemeine Tipps zur Selbsthilfe

- Eine gesunde, ausgewogene Ernährung ist von zentraler Bedeutung. Essen Sie mehr Ballaststoffe und weniger Salz. Übermäßige Salzaufnahme belastet die Nieren.
- Nehmen Sie weniger Alkohol und Koffein zu sich oder verzichten Sie ganz darauf.
- Wenn Sie sich tagsüber stark angespannt fühlen, sollten Sie mehrfach tief ein- und ausatmen (siehe S. 42).
- Lernen Sie, sich richtig zu entspannen, und versuchen Sie, am Ende jeden Tages abzuschalten. Entspannungstechniken wie Biofeedback, autogenes Training, transzendentale Meditation, Yoga und Hypnose wirken stressabbauend und damit indirekt auch blutdrucksenkend. Probieren Sie verschiedene Methoden aus, bis Sie diejenige finden, die zu Ihnen passt.

REFLEXZONENMASSAGE
Die Reflexzonenmassage wirkt über die Stimulation der Harnorgane, nämlich Blase, Harnleiter und Nieren, blutdrucksenkend. Bluthochdruck erfordert langfristige, regelmäßige Behandlungen, sodass Sie Ausdauer besitzen müssen.

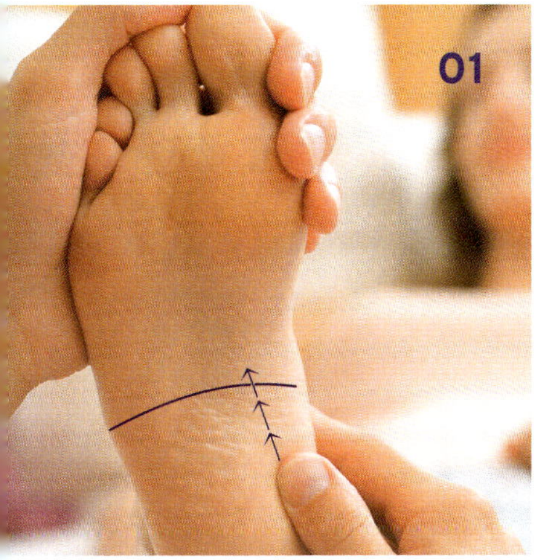

Harnblase und Harnleiter (01)

Massieren Sie die Innenseite der Ligamentlinie bis zur Taillenlinie hinauf mit der Kriechtechnik. Sie sollten jedoch keinesfalls die Ligamentlinie selbst massieren, da sie sehr empfindlich ist. Stützen Sie den rechten Fußrücken mit der linken Hand und arbeiten Sie mit dem rechten Daumen. Wechseln Sie die Hände für den linken Fuß.

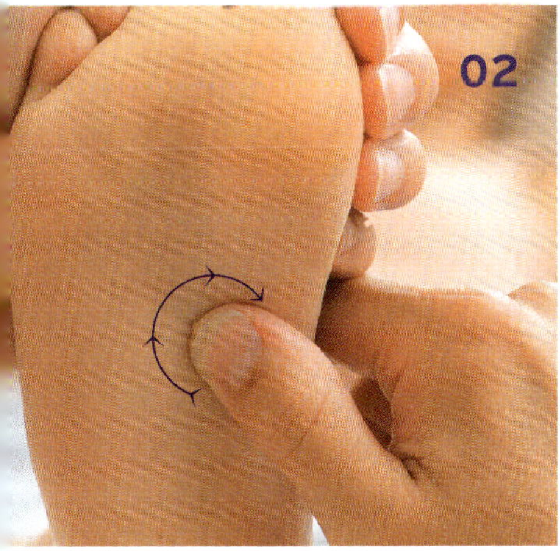

Niere (02)

Die Nierenzone liegt über dem Schnittpunkt von Taillen- und Ligamentlinie. Massieren Sie diese Zone mit einer tiefen Drehung des Daumens. Stützen Sie den rechten Fuß mit der linken Hand, und massieren Sie mit dem rechten Daumen. Wechseln Sie die Handposition, wenn Sie den linken Fuß massieren.

Verdauungsstörungen

Verdauungsstörungen werden durch das Zusammenwirken von ernährungs- und stressbedingten Faktoren verursacht. Aus diesem Grund sollten Sie nichts essen, wenn Sie verstimmt oder verärgert sind, und warten, bis Sie sich wieder beruhigt haben. Kauen Sie Nahrungsmittel immer gründlich, und essen Sie nicht zu hastig. Essen Sie abends möglichst vor 20 Uhr, und meiden Sie schwere Speise oder große Portionen. Mit vollem Magen schläft man nicht gut. Nehmen Sie die Mahlzeiten in Ruhe ein. Setzen Sie sich an einen Tisch, und schalten Sie Radio und Fernseher aus. Es kommt nicht nur darauf an, was Sie essen, sondern auch, wie Sie essen.

Allgemeine Tipps zur Selbsthilfe

- Wenn Sie regelmäßig an Verdauungsstörungen leiden, sollten Sie ein Ernährungstagebuch führen, um die auslösenden Lebensmittel ausfindig zu machen. Schwere, fetthaltige und stark gewürzte Speisen und auch Zwiebeln sind oftmals verantwortlich für die Beschwerden.
- Essen Sie keine zu großen Portionen, sonst belasten Sie Ihren Verdauungsapparat.

REFLEXZONENMASSAGE

Eine Reflexzonenmassage lindert Verdauungsstörungen in kurzer Zeit. Massieren Sie die Reflexzonen für den gesamten Verdauungsapparat. Am rechten Fuß finden Sie die Zonen für Leber, Gallenblase, Ileozökalklappe, aufsteigenden und quer liegenden Dickdarm und Dünndarm. Am linken Fuß liegen die Zonen für Magen, Bauchspeicheldrüse, quer liegenden, absteigenden und s-förmigen Dickdarm sowie für den Dünndarm. Zur Selbstbehandlung massieren Sie beide Handinnenflächen (siehe S. 87), um die entsprechenden Zonen des Verdauungsapparats anzuregen.

Leber und Gallenblase (01)

Stützen Sie den rechten Fuß mit der linken Hand und massieren Sie mit der Kriechtechnik von innen nach außen quer über die markierte Zone. Wechseln Sie die Hände und arbeiten Sie in die entgegengesetzte Richtung zurück.

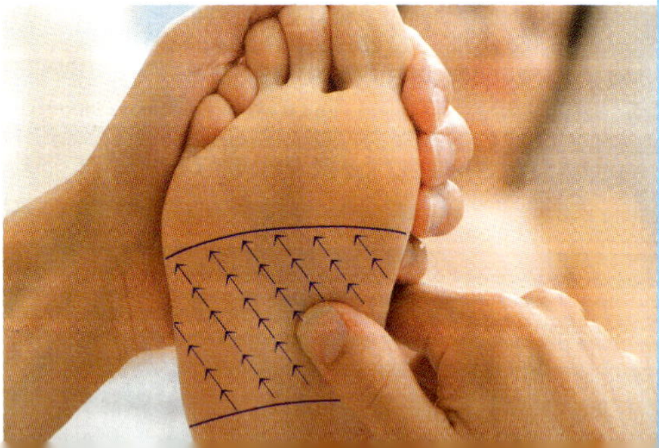

Magen und Bauchspeicheldrüse (02)

Stützen Sie den linken Fuß mit der rechten Hand. Massieren Sie, wie gezeigt, quer über die markierte Zone. Wechseln Sie die Hände und arbeiten Sie in umgekehrter Richtung zurück.

Dünn- und Dickdarm (03)

Stützen Sie die rechte Ferse mit der linken Hand. Nutzen Sie die Kriechtechnik, um in der gezeigten Weise die markierte Zone zu massieren. Wechseln Sie die Hände und arbeiten Sie in die entgegengesetzte Richtung. Massieren sie dann den linken Fuß.

Ileozökalklappe (04)

Massieren Sie diese Reflexzone an der Außenkante des rechten Fußes mit der Hakentechnik.

S-förmiger Dickdarm (05)

Halten Sie die Ferse mit der rechten Hand und massieren Sie mit dem linken Daumen in Richtung Außenkante des Fußes. Wechseln Sie die Hände, und massieren Sie dann mit dem rechten Daumen in Richtung Innenseite des Fußes.

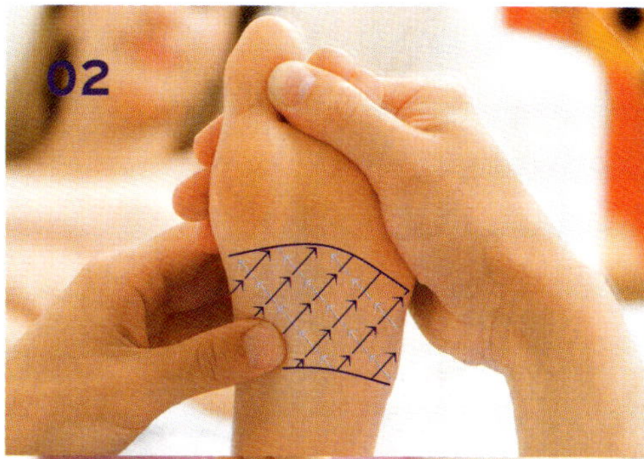

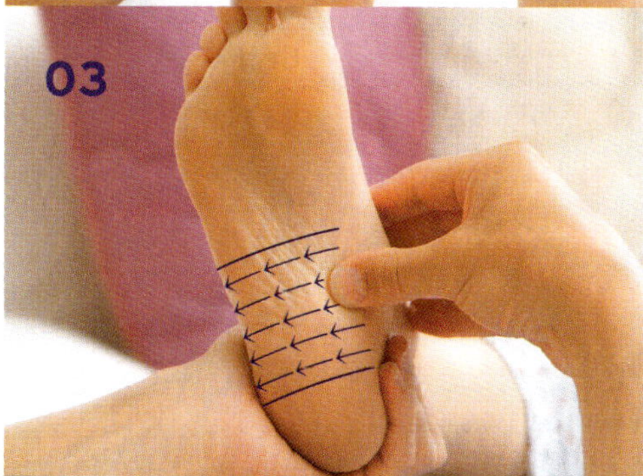

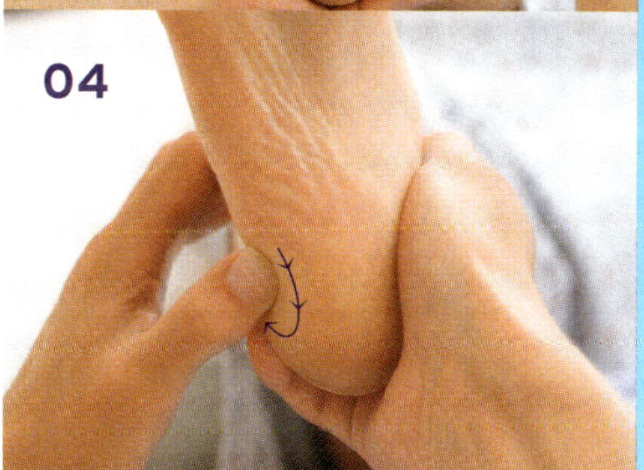

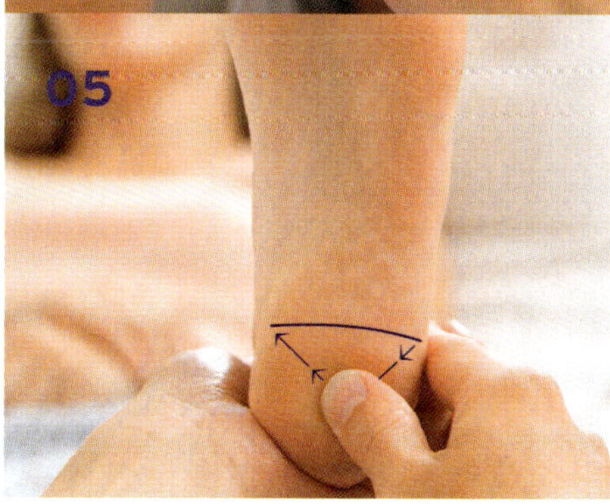

Reizdarm

Der Reizdarm (Reizkolon) ist eine häufig auftretende Erkrankung, die die Funktion des Dickdarms (Kolons) beeinträchtigt. Sie wird auch spastisches Kolon, Colitis mucosa oder Kolonneurose genannt. Diese Erkrankung betrifft häufig Menschen, die sich keine Zeit zum Entspannen nehmen und sich selbst stark unter (Leistungs-)Druck setzen. Zu den charakteristischen Symptomen gehören Bauchschmerzen und Spannungsgefühl im Bauch, ungewöhnlich häufiger Stuhlgang, Verstopfung, Durchfall, Blähungen, Übelkeit, Appetitlosigkeit und Angst, Niedergeschlagenheit, Ermüdung und Aggression unterschiedlichen Grades.

Allgemeine Tipps zur Selbsthilfe

- Überdenken Sie Ihren Lebensstil und erwägen Sie eine Psychotherapie, mit der Sie lernen, Ihre Ängste unter Kontrolle zu halten. Psychischer Stress schlägt oft auf den Verdauungsapparat, sodass die Reizdarmsymptome möglicherweise verschwinden, wenn Sie den Stress bewältigen.
- Treiben Sie Sport! Bewegung hilft, Verspannungen im Körper abzubauen, und dies wiederum entspannt den Darm (siehe S. 86 und 88 für weitere Tipps).

Fakten

- Man nimmt an, dass bis zu 30 Prozent der Erwachsenen in Deutschland irgendwann in ihrem Leben an einem Reizdarm erkranken.
- Das Reizdarmsyndrom tritt bei Frauen häufiger auf als bei Männern, was möglicherweise daran liegt, dass die weiblichen Hormone die Darmtätigkeit beeinflussen.
- Falsche Ernährungsgewohnheiten und psychische Anspannungen sind die Hauptursachen für den Reizdarm.
- Menschen mit einem Reizdarm verlieren weder Gewicht, noch besteht die Gefahr dazu.

REFLEXZONENMASSAGE

Bei akutem Reizdarm sollten Sie die entsprechenden Fußreflexzonen mindestens dreimal pro Woche massieren lassen und die Hilfe eines praktischen Arztes in Anspruch nehmen. Ergänzen Sie die Fußbehandlung selbst durch regelmäßige Handmassagen (siehe S. 87 und 89), besonders nach dem Essen. Bei der Massage von Händen und Füßen sollten Sie sich auf die Darmzonen konzentrieren.

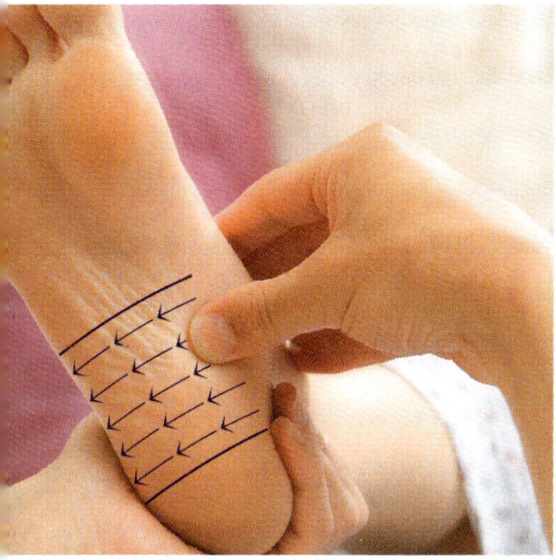

Dünn- und Dickdarm (01)

Am rechten Fuß liegen die Reflexzonen für den quer liegenden und aufsteigenden Dickdarm sowie den Dünndarm und die Ileozökalklappe.
Stützen Sie die Ferse mit der linken Hand und massieren Sie mit dem rechten Daumen das Areal unter der Taillenlinie von innen nach außen. Wechseln Sie die Hände und arbeiten Sie in die umgekehrte Richtung.

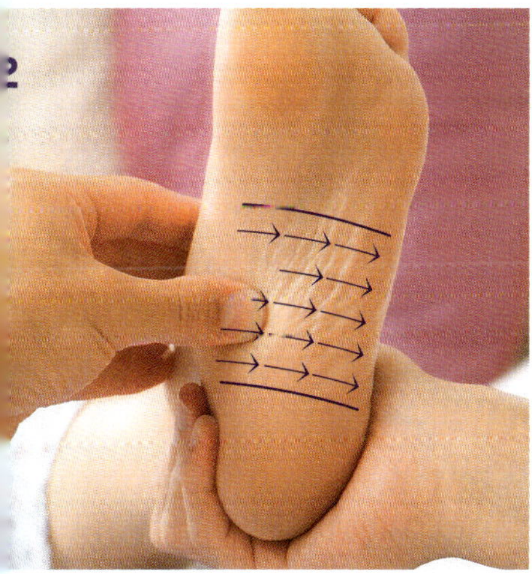

Dünn- und Dickdarm (02)

Am linken Fuß liegen die Reflexzonen für den Dünndarm und den quer liegenden, absteigenden und s-förmigen Dickdarm.
Stützen Sie die Ferse mit der rechten Hand und massieren Sie mit dem linken Daumen das Gebiet unter der Taillenlinie von innen nach außen. Wechseln Sie die Hände und arbeiten Sie in die entgegengesetzte Richtung.

Panikattacken

Überängstlichkeit, Stress und Depression sind häufig die Ursache von Panikattacken. Informationen über Symptome und über die Bewältigung eines Panikanfalls mit der Reflexzonenmassage finden Sie auf Seite 63 f. Zur längerfristigen Behandlung können Sie eine(n) Freund(in) oder Ihren Partner bitten, Ihnen regelmäßig Fußreflexzonen- und Körpermassagen zu verabreichen, damit Sie sich entspannen. Neben den physischen Vorteilen – die Reflexzonenmassage hilft Ihnen, ein harmonisches Gleichgewicht zwischen Körper und Seele herzustellen und Verspannungen jeglicher Art abzubauen – hilft das enge Verhältnis zwischen Masseur und Behandeltem auch, Gefühle der Isolation und des Selbstzweifels zu überwinden.

Langfristige Selbsthilfe

Überprüfen Sie Ihre Lebensweise, vor allem wenn Sie ein geringes Selbstwertgefühl haben oder sich niedergeschlagen fühlen.

- Ernähren Sie sich ausgewogen, und meiden Sie alle Stimulanzien wie Koffein, Alkohol und Nikotin.
- Bewegen Sie sich regelmäßig, um Nervösität und Anspannungen abbauen zu können. Schwimmen, Radfahren und strammes Gehen eignen sich besonders dazu.
- Lernen Sie, sich richtig zu entspannen. Die Entspannungsübung auf S. 92 ist eine einfache, aber wirksame Meditationstechnik, die es Ihnen ermöglicht, an einem hektischen oder stressreichen Tag Ihre innere Ruhe wiederzufinden.
- Scheuen Sie sich nicht, Hilfe oder Rat bei anderen zu suchen.

REFLEXZONENMASSAGE

Ihre Behandlung wird besonders effizient sein, wenn Sie sich die Zeit nehmen, die vollständige Fußbehandlung auf den S. 142–155 durchzuführen. Gönnen Sie sich dann ein paar weitere Minuten, um die Lungenzone zu massieren. Die Zwerchfellentspannungsmassage ist die wichtigste Aufwärmtechnik, und Sie sollten sie an jedem Fuß vier- oder fünfmal wiederholen.

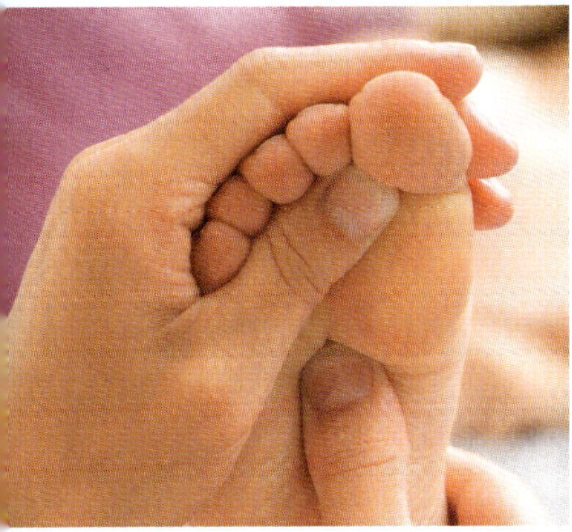

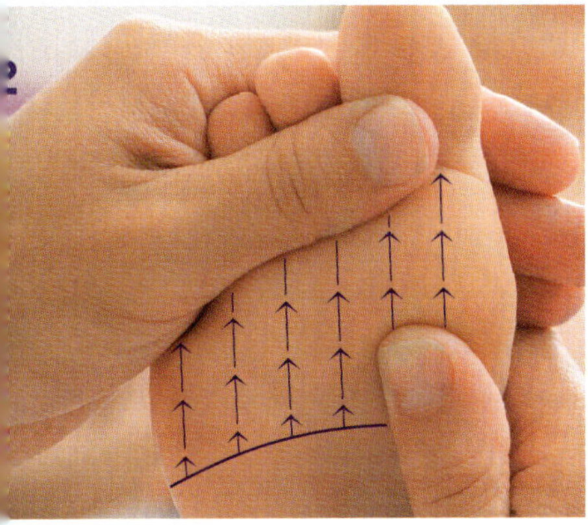

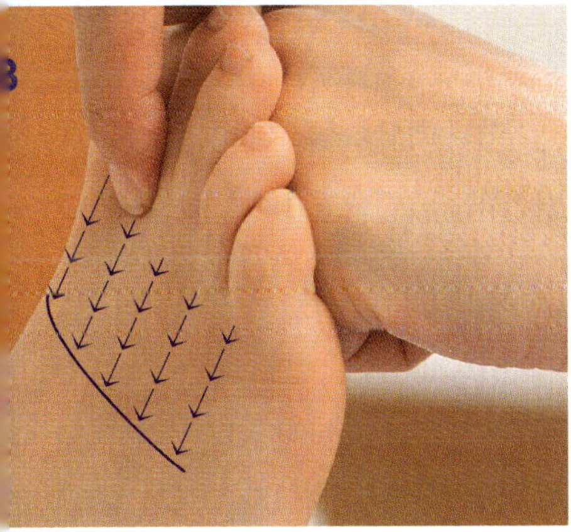

Zwerchfell-Entspannung (01)

Stützen Sie den Rücken des rechten Fußes mit der linken Hand und arbeiten Sie mit dem rechten Daumen entlang der Zwerchfelllinie von innen nach außen. Drücken Sie den Daumen in der gezeigten Weise in die Sohle. Währenddessen biegen Sie mit Ihrer linken Hand die Zehen vor und zurück. Wechseln Sie für den linken Fuß die Hände: Stützen Sie mit der rechten Hand und arbeiten Sie mit der linken.

Lunge: Fußsohle (02)

Stützen Sie den Rücken des rechten Fußes mit der linken Hand und massieren Sie mit dem rechten Daumen die Fläche zwischen der Zwerchfelllinie und der Schulterlinie an der Fußsohle. Wechseln Sie die Hände für den linken Fuß.

Lunge: Fußrücken (03)

Stützen Sie den Rücken des rechten Fußes mit der Faust der linken Hand und massieren Sie mit dem rechten Zeigefinger die Furchen auf dem Fußrücken hinunter. Wechseln Sie die Hände für den linken Fuß. Nutzen Sie die Kriechtechnik.

Menstruationsschmerzen

Im Verlauf eines Monats zieht sich die Gebärmutter abwechselnd zusammen und entspannt sich wieder. Wenn die Periode bevorsteht, verstärken sich die Kontraktionen, um die Gebärmutterschleimhaut abzustoßen. Die Menstruation wird schmerzhaft, wenn die Kontraktionen zu stark sind oder wenn es zu einem Überschuss von Prostaglandinen kommt, hormonähnlichen Substanzen, die u. a. das Schmerzgeschehen in unserem Körper steuern. Die Menstruationsschmerzen variieren von einem beständigen, dumpfen Schmerz im unteren Rücken bis zu schweren Krämpfen im unteren Bauchraum. Sie können Menstruationsbeschwerden lindern, indem Sie bestimmte Essgewohnheiten ändern, insbesondere in der Woche vor Beginn der Periode (siehe S. 56). Bewegen Sie sich außerdem ausgiebig, um die Durchblutung der Beckenregion zu fördern. Magnesiumtabletten lindern die Krämpfe; gegen prämenstruelle Beschwerden hilft Nachtkerzenöl.

REFLEXZONENMASSAGE

Eine Fußzonenmassage lindert Ihre Menstruationsschmerzen in kurzer Zeit, besonders wenn Sie unter schweren Krämpfen leiden. Sie sollten vor allem die Reflexzonen der Fortpflanzungsorgane massieren – Eierstöcke, Eileiter und Gebärmutter – sowie die gesamte Wirbelsäule. Zur Handmassage und für allgemeine Tipps zur Selbsthilfe siehe S. 54 ff.

Gebärmutter (01)

Arbeiten Sie mit dem Zeigefinger von der Fersenspitze zum inneren Fußknöchel. Der Reflexpunkt für die Gebärmutter liegt auf halber Höhe zwischen Ferse und Fußknöchel.

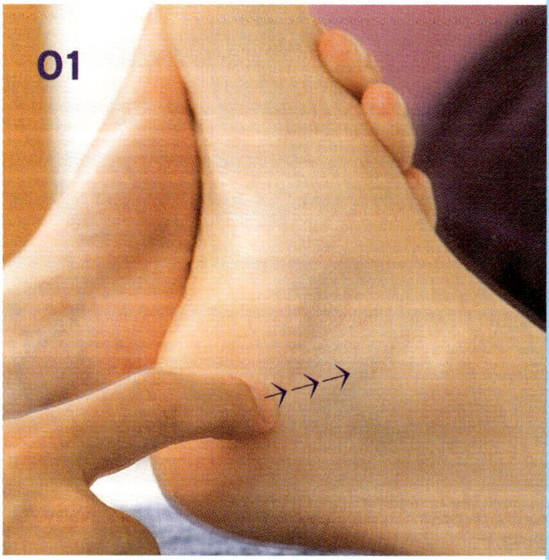

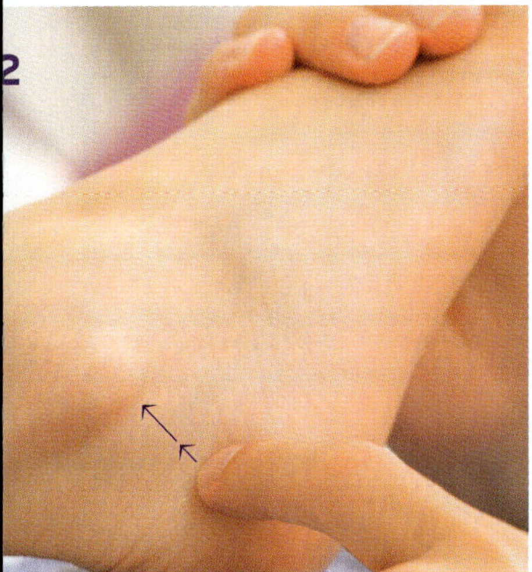

Eierstock (02)

Massieren Sie mit dem Zeigefinger von der Fersenspitze zum äußeren Fußknöchel mit der Kriechtechnik. Der Reflexpunkt für den Eierstock liegt auf halber Höhe zwischen Ferse und Fußknöchel.

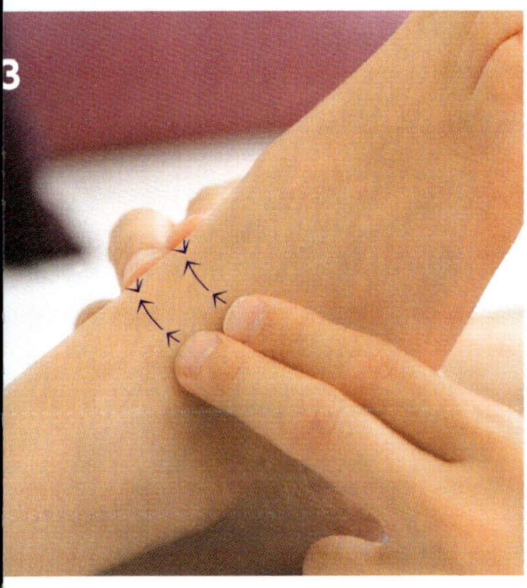

Eileiter (03)

Stützen Sie die Fußsohle mit beiden Daumen. Pressen Sie diese in die Sohle hinein, während sie mit dem Mittel- und Zeigefinger beider Hände quer über den Fußrücken massieren. Arbeiten Sie mit der Kriechtechnik, und wiederholen Sie dies dreimal.

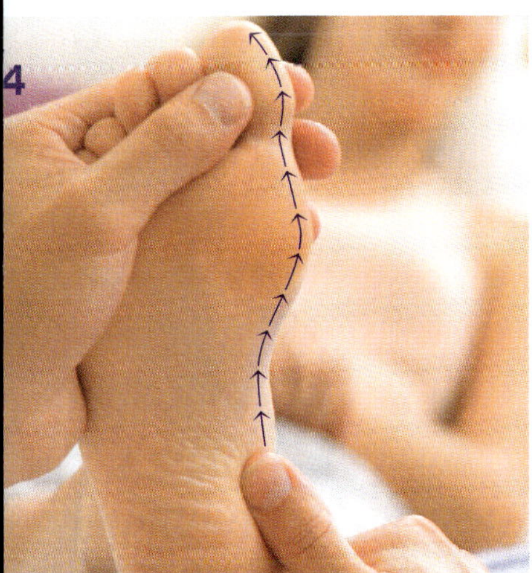

Wirbelsäule (04)

Massieren Sie, wie gezeigt, die Innenkante des Fußes hinauf. Setzen Sie den rechten Daumen am rechten Fuß ein und den linken Daumen am linken Fuß. Kehren Sie zum großen Zeh zurück, und massieren Sie mit dem Zeigefinger die Außenkante hinauf.

Entzündungen im Rachenbereich

Die Mandeln sind Lymphdrüsen, die verhindern, dass Infektionen weiter ins Körperinnere vordringen. Umweltverschmutzung, Zigarettenrauch und gewisse Lebensmittelzusätze können die Lymphdrüsen reizen. Daher ist es nicht ungewöhnlich, dass die Mandeln anschwellen und somit Bakterien und Viren ideale Bedingungen für ihre Vermehrung bieten. Geschwollene Mandeln führen oft zu einer schweren Halsentzündung, Kopfschmerzen (für deren Behandlung siehe S. 52 f und S. 80 f) und Fieber, und sie beeinträchtigen das allgemeine Wohlbefinden. Eine Mandelentzündung kann auch auf den Kehlkopf oder den Rachenraum übergreifen, wobei es zu einem vorübergehenden Stimmverlust kommen kann. In diesem Fall sollten Sie möglichst nicht sprechen, da das die Beschwerden nur verschlimmert und die Genesung verzögert.

Allgemeine Tipps zur Selbsthilfe

- Am wichtigsten ist es, dass Sie sich schonen und reichlich reines Quellwasser trinken, besonders wenn Sie eine Kehlkopf- oder Rachenschleimhautentzündung haben.
- Wenn bei Ihnen eine durch Streptokokken verursachte Entzündung der Mandeln oder des Rachens festgestellt wurde, sollten Sie mit viel Knoblauch kochen oder Knoblauchkapseln als Nahrungsergänzung zu sich nehmen. Knoblauch hat eine starke antibakterielle Wirkung.
- Kanadischer Gelbwurz (*Hydrastis canadensis*) in Kapselform ist ein weiteres pflanzliches Präparat, das natürliche antibiotische Eigenschaften besitzt.
- Streichen Sie schleimbildende Nahrungsmittel wie z. B. Milchprodukte oder Eier und Zucker von Ihrem Speiseplan und verringern Sie Ihre Zuckeraufnahme, um Ihre Abwehrkräfte zu stärken.

Antibiotika

Greifen Sie erst dann zu Antibiotika, wenn Sie drei bis vier Tage lang eine Reflexzonenbehandlung in Verbindung mit Hausmitteln ausprobiert haben und die Beschwerden weiter anhalten. Denn Antibiotika töten nicht nur die Bakterien ab, die die Infektion verursachen, sondern sie zerstören oftmals auch das empfindliche Gleichgewicht zwischen «guten» und krankheitserregenden

Bakterien im Körper. Das kann sich auf den Verdauungsapparat auswirken und einen Soor (Pilzbefall) in Mund und Speiseröhre, im Magen-Darm-Trakt und an den äußeren Genitalien verursachen. Der übermäßige Gebrauch von Antibiotika fördert auch die Resistenzentwicklung bei Bakterien, sodass immer stärkere Antibiotika eingesetzt werden müssen, um eine Infektion wirksam bekämpfen zu können.

REFLEXZONENMASSAGE

Weil die Nasennebenhöhlen und der Rachen so dicht beieinander liegen, sollten Sie beide Reflexzonen an den Füßen oder den Händen massieren. Wenn Sie außerdem die Wirbelsäulenzone massieren, insbesondere die Reflexzone der Halswirbelsäule, fördern Sie das Abschwellen und die Durchblutung des Rachens.

Nasennebenhöhlen und Rachen (01)

Beginnen Sie an der Basis des großen Zehs. Massieren Sie mit der Kriechtechnik alle Zehen hinauf, einschließlich der Innenseite des großen Zehs, um auf Nase und Rachen einzuwirken (01). Wenn Sie den kleinen Zeh erreichen, wechseln Sie die Hände und arbeiten Sie in die entgegengesetzte Richtung zurück. Halten Sie den Rücken des rechten Fußes mit der linken Hand fest; wechseln Sie für den linken Fuß die Hände.

Halswirbelsäule (02)

Die obersten sieben Wirbel der Wirbelsäule bilden die Halswirbelsäule. Um auf diese Zone einzuwirken, massieren Sie mit dem Zeigefinger in kleinen Intervallen die Außenseite des großen Zehs hinauf. Wiederholen Sie diesen Vorgang drei- bis viermal. Stützen Sie den Rücken des rechten Fußes mit der linken Hand und arbeiten Sie mit der rechten. Am linken Fuß verfahren Sie umgekehrt.

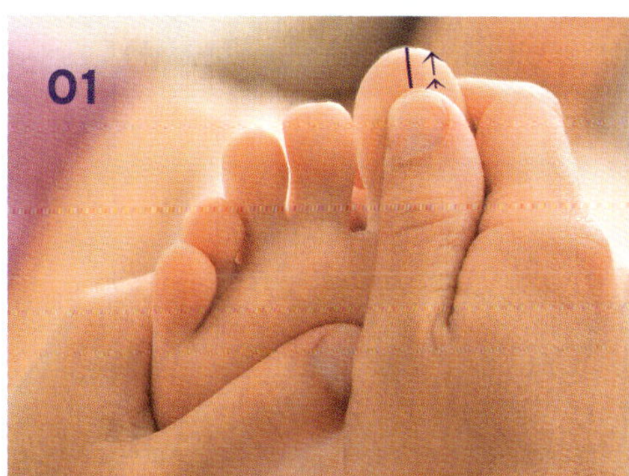

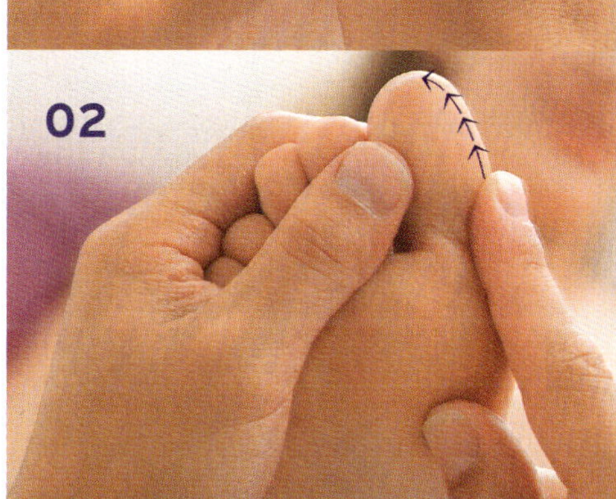

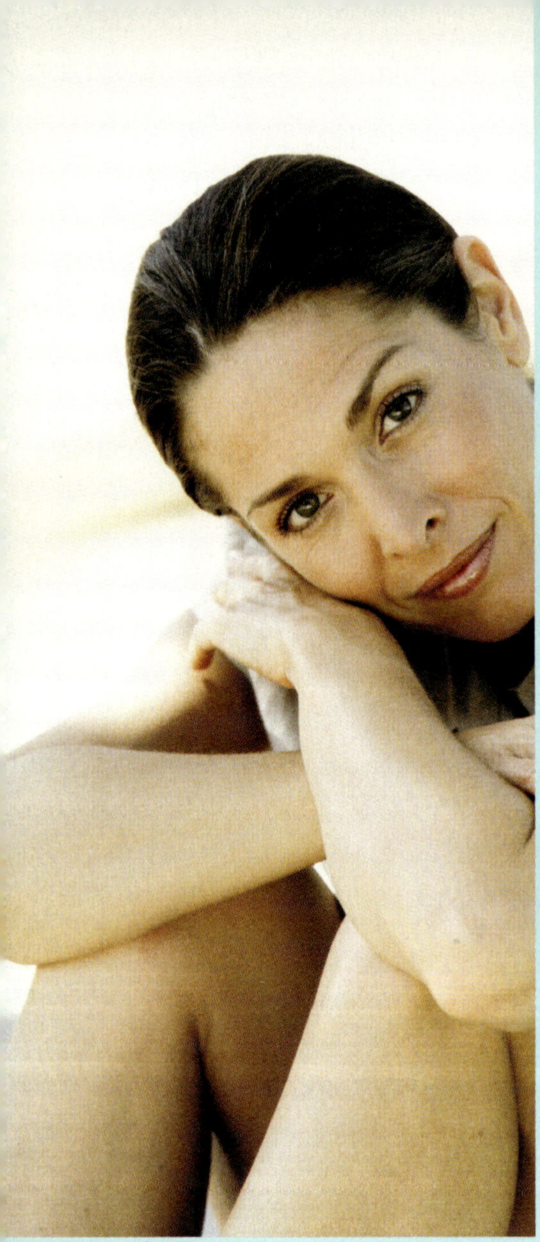

Wohl fühlen

Die umfassende Massage für
Hände und Füße

Die komplette Handmassage

Auf den folgenden Seiten stellen wir Ihnen eine vollständige Reflexzonenmassage der Hand vor, die etwa 25 Minuten dauert.
Massieren Sie zunächst alle Reflexzonen an der rechten Hand und wiederholen Sie die Massage dann an der linken. Vergessen Sie nicht, die Hand aufzuwärmen, die Sie behandeln wollen (siehe S. 43 ff). Wenn Sie ganz gezielt Beschwerden lindern wollen, sollten Sie sich zunächst eine vollständige Handmassage verabreichen und sich dann den entsprechenden Reflexzonen für diese Erkrankung zuwenden – so intensivieren Sie die Wirkung und tun Ihrem gesamten Körper etwas Gutes.

Lunge: Handinnenfläche (01)

Massieren Sie die Lungenzone an der Handinnenfläche von der Zwerchfelllinie zur Basis der Finger.

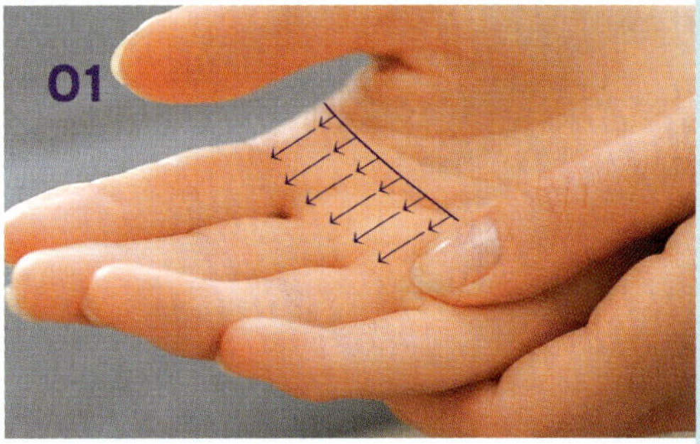

Lunge: Handrücken (02)

Massieren Sie die Lungenzone auf dem Handrücken mit dem Daumen oder Zeigefinger in der angegebenen Richtung.

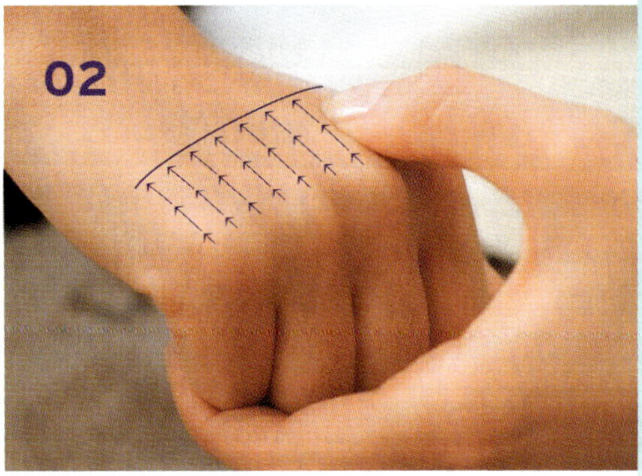

Nasennebenhöhlen (03)

Behandeln Sie die Reflexzone der Nebenhöhlen mit der Kriechtechnik. Beginnen Sie an der Basis des kleinen Fingers, und arbeiten Sie sich nacheinander die einzelnen Finger hinauf.

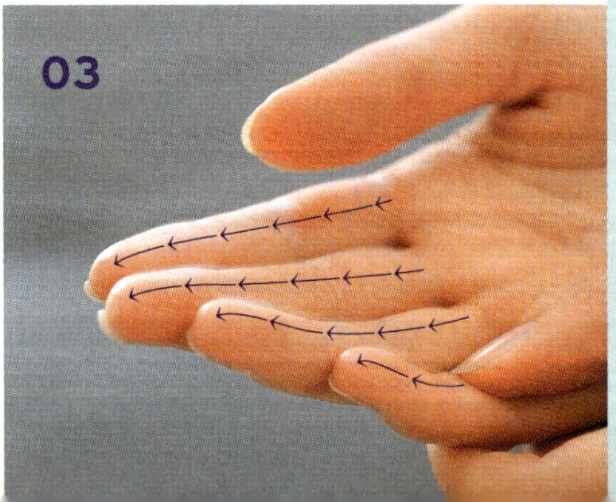

Auge (04)

Der Augenreflexpunkt liegt unmittelbar unterhalb des ersten Zeigefingergelenks. Drehen Sie den Daumen Ihrer Arbeitshand drei- bis viermal tief auf dieser Stelle.

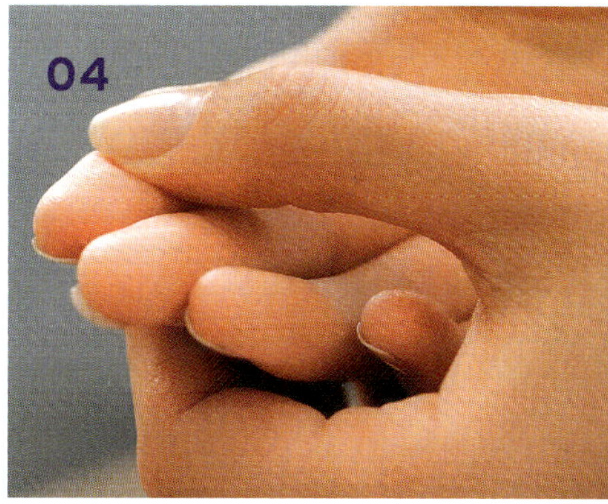

Ohr (05)

Der Reflexpunkt für das Ohr liegt sowohl auf der rechten als auch auf der linken Hand, unmittelbar unterhalb des ersten Gelenks des Mittelfingers. Drehen Sie den Daumen Ihrer Arbeitshand drei- bis viermal fest auf diesem Punkt.

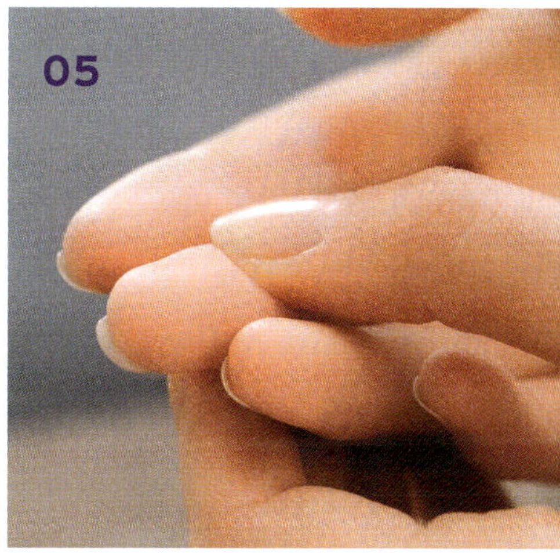

Hals und Schilddrüse (06 a & b)

Nutzen Sie die Kriechtechnik, um die Basis des Daumens zu massieren.

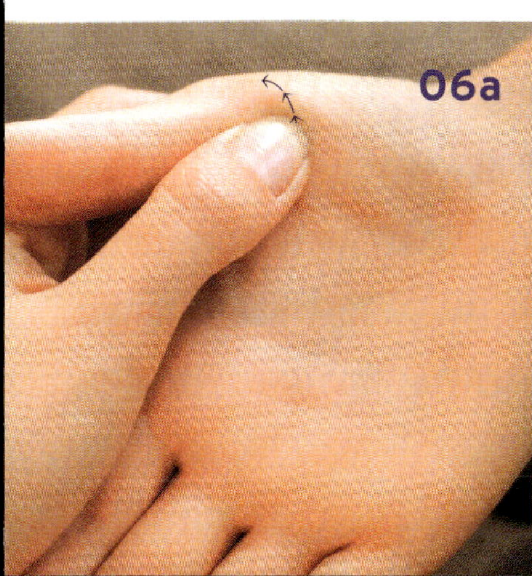

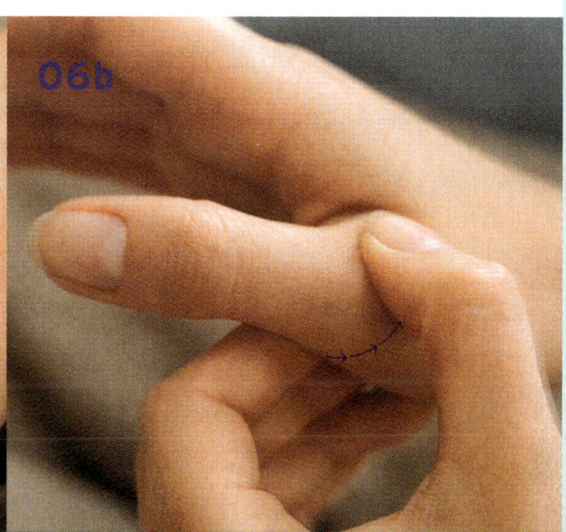

Steißbein (07)

Die Steißbeinzone liegt an der Basis des Wirbelsäulenbereichs. Drücken Sie mit den vier Fingern Ihrer Arbeitshand fest auf die Stelle.

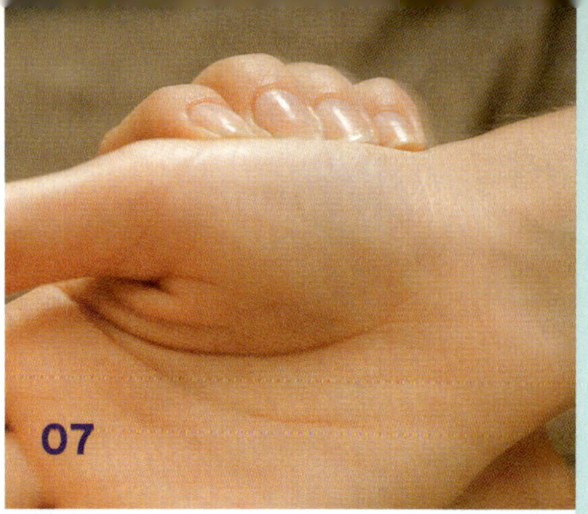

07

Hüfte, Becken und Sitzbein (08)

Die Reflexpunkte für Hüfte, Becken und Sitzbein liegen auf dem Handrücken unterhalb des kleinen Fingers. Um diese Zone zu stimulieren, drücken Sie mit Ihren vier Arbeitsfingern fest auf die Außenseite der Hand, die Sie massieren wollen.

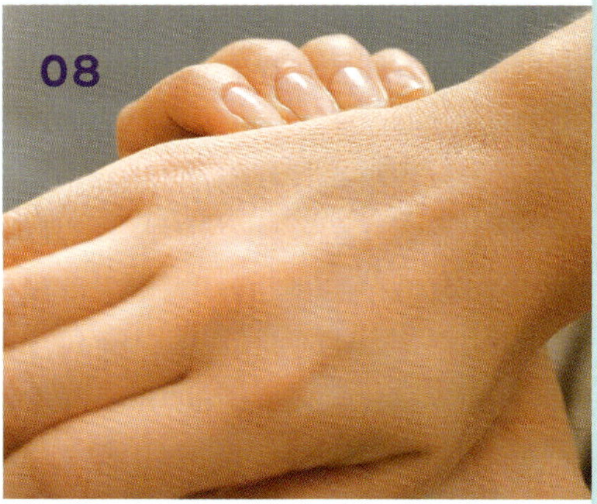

08

Wirbelsäule (09)

Massieren Sie mit Hilfe der Kriechtechnik die gesamte Wirbelsäulenzone: von der Handwurzel bis zur Außenseite des Daumens.

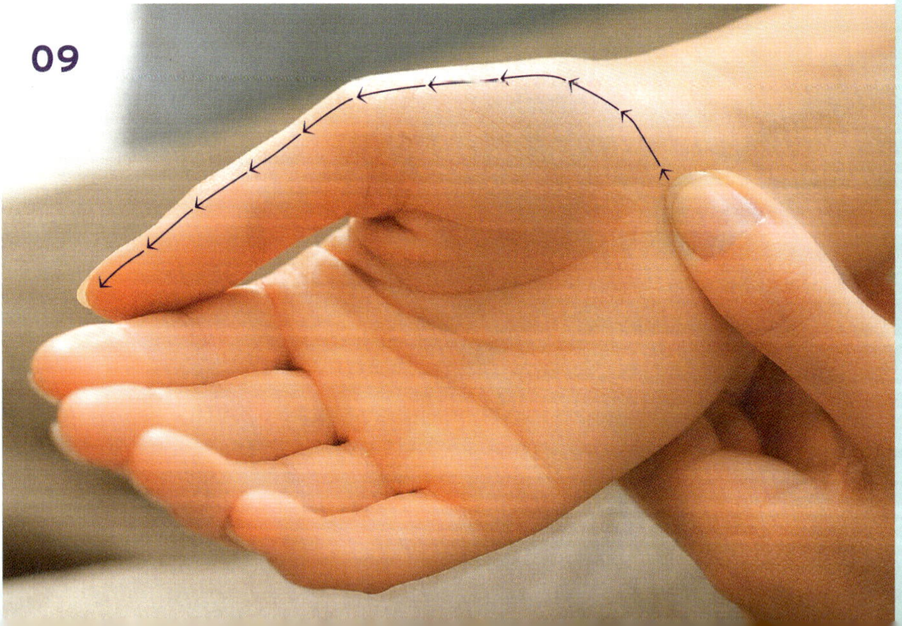

09

Gehirn (10)

Drücken Sie mit dem rechten Daumen fest auf die Kuppe des linken Daumens. Wechseln Sie dann die Arbeitshand.

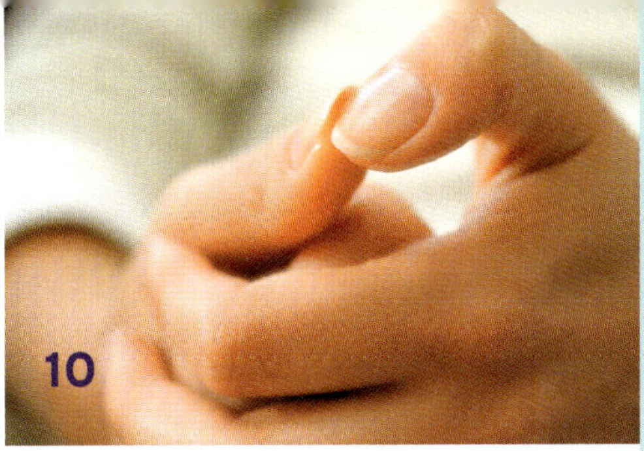

Schulter (11)

Nutzen Sie die Kriechtechnik, um den kleinen Finger zu massieren. Beginnen Sie an der Zwerchfelllinie. Diese Reflexzone überschneidet sich mit der Zone für die Nebenhöhlen.

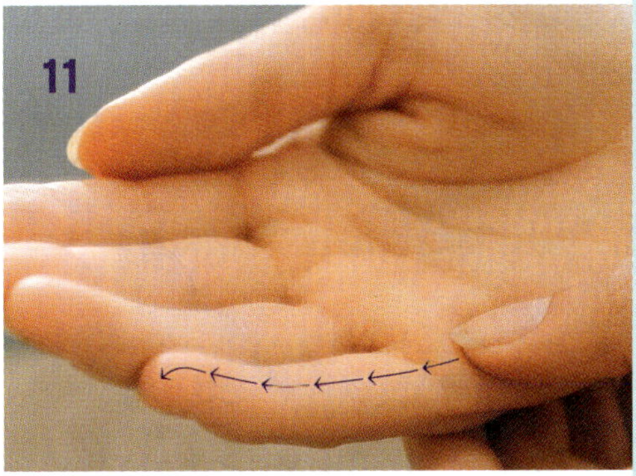

Knie und Ellenbogen (12)

Dieser kleine, dreieckige Reflexpunkt liegt auf dem Handrücken zwischen der Zwerchfell- und der Taillenlinie unterhalb des kleinen Fingers. Wenden Sie die Kriechtechnik an, um diese Zone zu stimulieren.

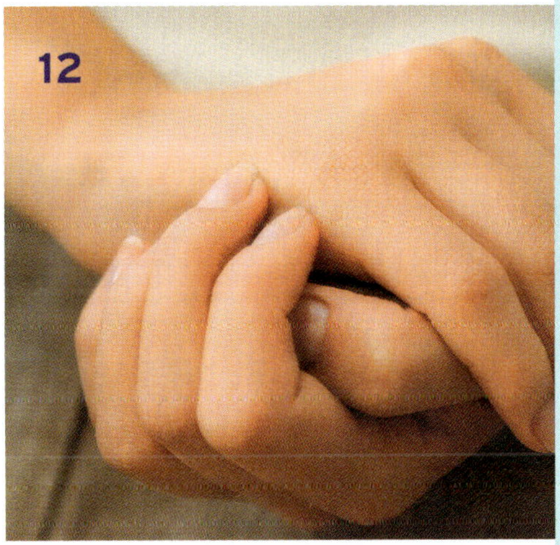

Magenzone (13)

Massieren Sie mit der Kriechtechnik quer über den Teller Ihrer linken Hand, um Beschwerden an Magen, Bauchspeicheldrüse und Milz behandeln zu können.

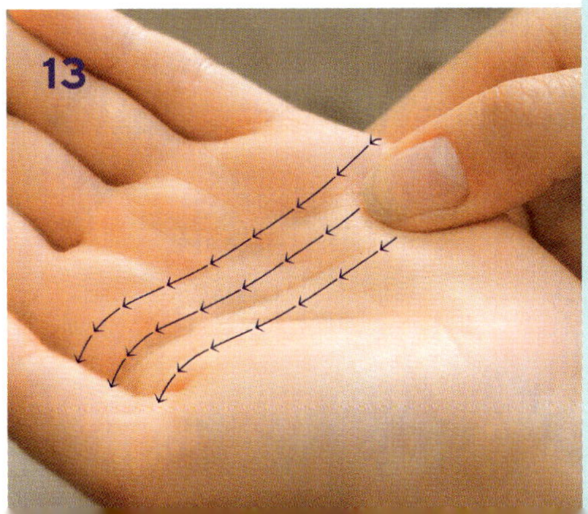

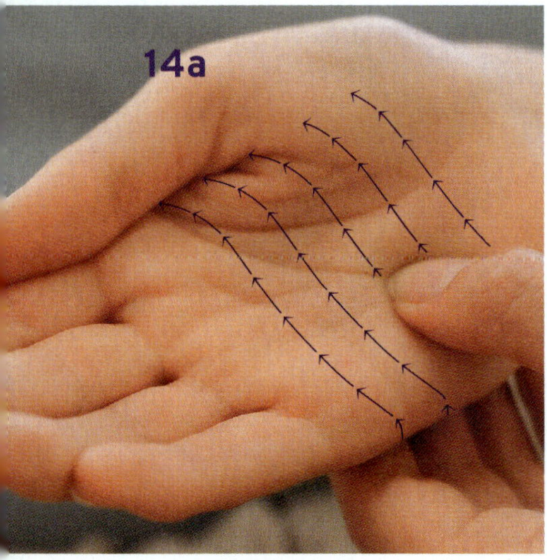

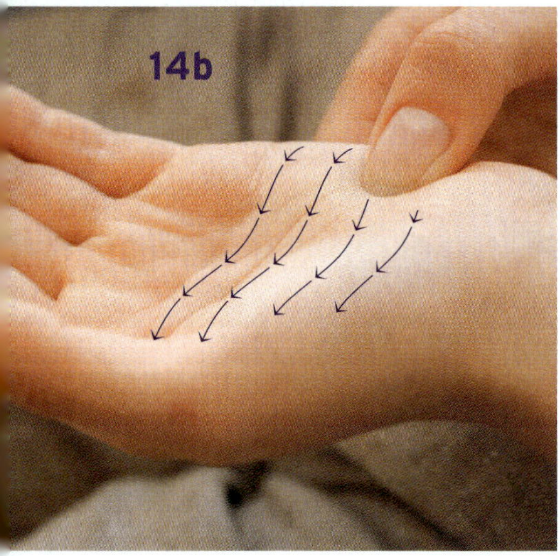

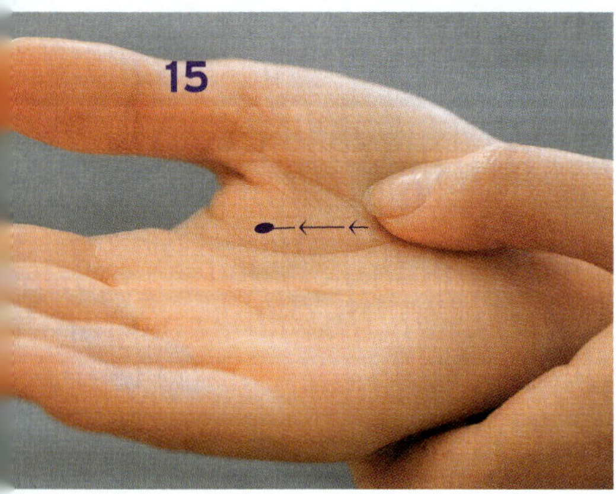

Dick- und Dünndarm (14, a und b)

Nutzen Sie die Kriechtechnik in der gezeigten Weise, um mit dem Daumen Ihre Handinnenflächen zu massieren. An der rechten Hand (14 a) stimulieren Sie dadurch Leber, Gallenblase, Ileozökalklappe und aufsteigenden sowie quer liegenden Dickdarm, während Sie an der linken Hand (14 b) die Reflexpunkte für den quer liegenden, absteigenden und S-förmigen Dickdarm anregen.

Harnorgane (15)

Zu den Harnorganen gehören Blase, Harnleiter und Nieren. Sie können die Blasenreflexe anregen, indem Sie mit Hilfe der Kriechtechnik den Daumenballen massieren. Arbeiten Sie weiter handaufwärts bis zur Basis des Zeigefingers; Sie massieren so auch die Harnleiterzone.
Die Nierenzone liegt oberhalb der Harnleiterzone. Arbeiten Sie sich den Daumenballen hinauf, bis Sie die Zwerchfelllinie erreichen. Drehen Sie den Daumen fest auf dieser Zone, um auf die Nieren einwirken zu können. Sie regen damit gleichzeitig die Nebennierenzone an.

Gebärmutter / Prostata (16)

Sie finden die Gebärmutter-/Prostata-Reflexe an der Außenseite des Handgelenks, unterhalb des Daumens. Stimulieren Sie dieses Gebiet, indem Sie mit dem Mittelfinger Ihrer Arbeitshand auf diese Stelle drücken.

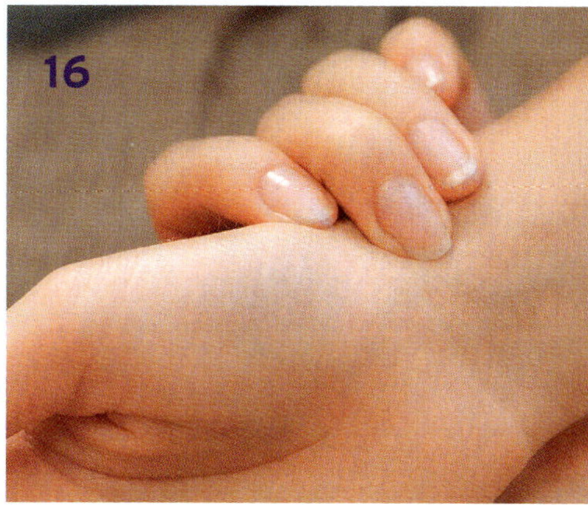

Eierstock / Hoden (17)

Massieren Sie mit dem Mittelfinger auch die Eierstock-/Hoden-Zone an der Innenseite der Hand. Sie liegt unterhalb des kleinen Fingers vor dem Handwurzelknochen.

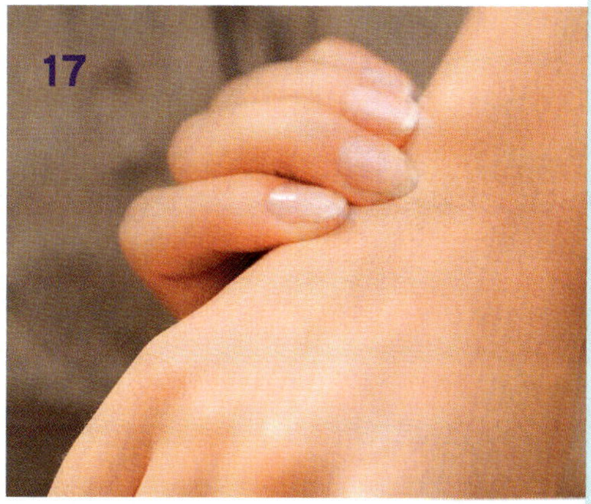

Eileiter / Samenleiter (18)

Diese Reflexpunkte ziehen sich wie ein Armband um das Handgelenk. Nachdem Sie Eierstock / Hoden massiert haben, sollten Sie Ihr Handgelenk einmal vollständig umrunden. Massieren Sie die Eileiter- / Samenleiter-Zone mit allen vier Fingern Ihrer Arbeitshand.

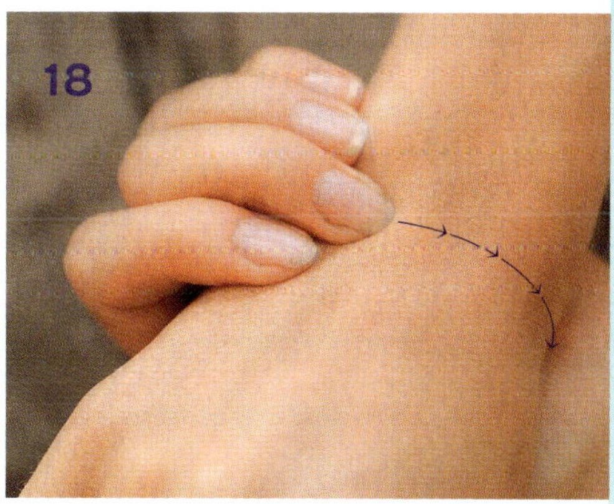

Die komplette Fußmassage

Eine vollständige Reflexzonenmassage der Füße dauert etwa 45 Minuten. Schließen Sie das gesamte Programm an Ihrem rechten Fuß ab, bevor Sie den linken Fuß massieren. Der rechte Fuß wird deshalb zuerst behandelt, weil dies der Fließrichtung des Dickdarms entspricht: Der Dickdarm steigt auf der Seite des rechten Fußes auf und am linken Fuß ab.
Entspannen Sie sich bei der Behandlung in einem Sessel oder auf einer Liege. Legen Sie die Füße auf ein großes Kissen im Schoß des Masseurs, der vor Ihnen sitzt. Vielleicht möchten Sie schweigend massiert werden, denn viele empfinden es nach einem Tag der intensiven und anstrengenden verbalen Kommunikation als sehr wohltuend, einfach nur durch Berührung zu kommunizieren. Wenn Sie dieses Bedürfnis nicht verspüren, können Sie diese Massage als optimalen Zeitpunkt nutzen, um sich über den vergangenen Tag auszutauschen und Sorgen zu äußern.

DIE REFLEXZONENMASSAGE

Den Fuß aufwärmen

Bevor Sie beginnen, tragen Sie etwas Feuchtigkeitscreme auf den Fuß auf.

Zwerchfell-Entspannung (01)

Arbeiten Sie entlang der Zwerchfelllinie, indem Sie den Daumen in der gezeigten Weise auf den Fuß drücken.

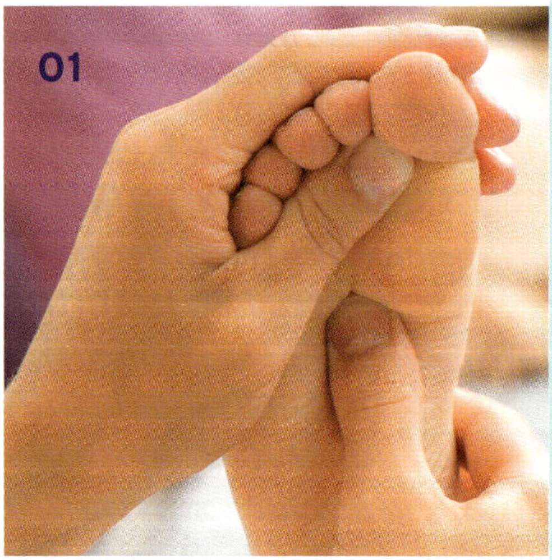

Seitliches Entspannen (02)

Stützen Sie den Fußrücken und schwingen Sie den gesamten Fuß zügig, aber sanft zwischen den Handinnenflächen hin und her.

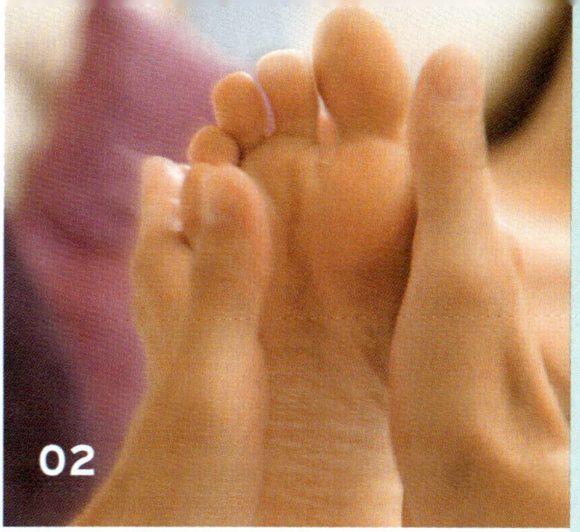

Knöchel-Entlastung (03)

Stützen Sie den Fußknöchel mit den Daumenballen. Halten Sie die Handgelenke locker und wiegen Sie den Fuß sanft, aber zügig von Seite zu Seite.

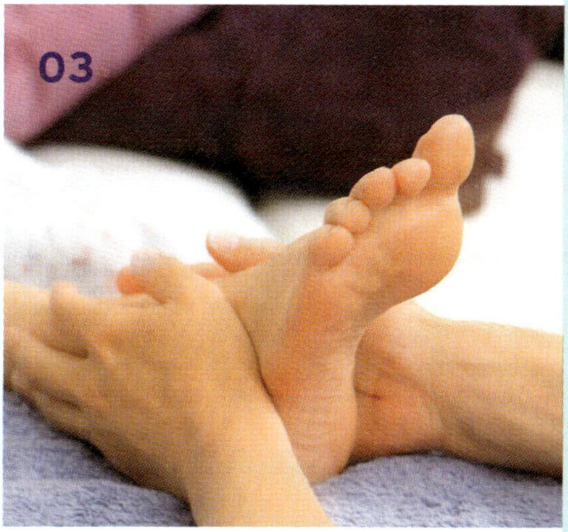

Mittelfuß-Kneten (04)

Drücken Sie beim rechten Fuß den Daumen Ihrer rechten Hand auf die Fußsohle, während Sie den Fußrücken mit der linken Hand zusammenpressen – so, als würden Sie Teig kneten. Wechseln Sie die Hände, wenn Sie den linken Fuß behandeln.

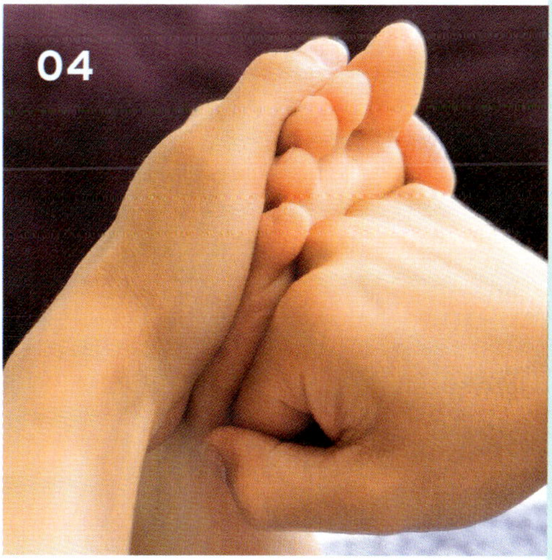

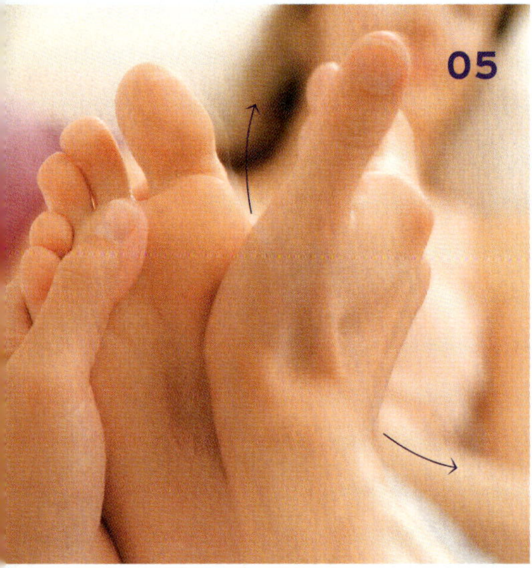

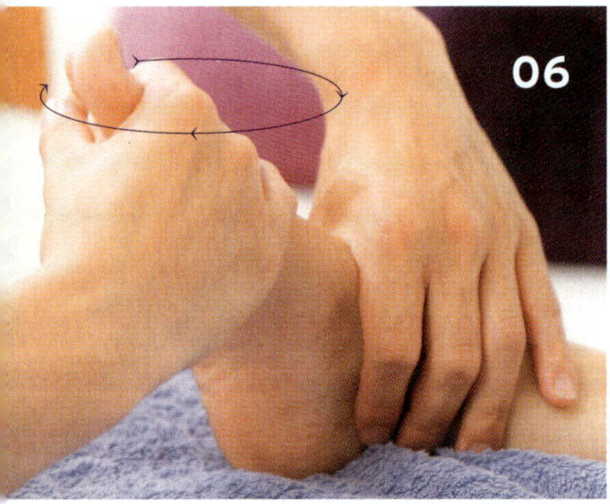

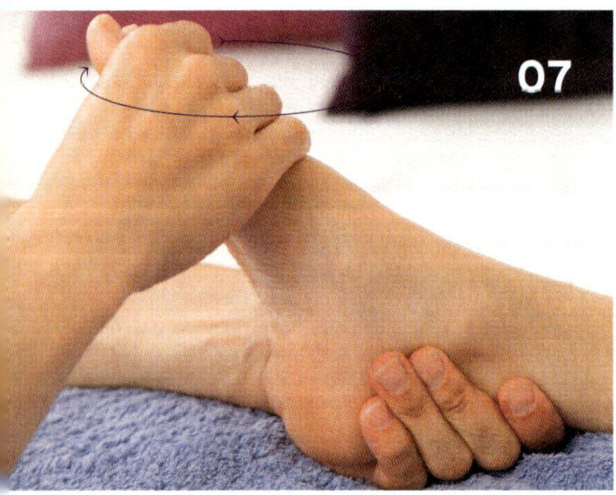

Spinales Reiben (05)

Reiben Sie mit der Handfläche die Fußinnenseite kräftig ab.

Kreisen: Übergriff (06)

Halten Sie den rechten Fuß, wie gezeigt, in Höhe des Fußknöchels mit der linken Hand fest und drehen Sie den Fuß mit der rechten nach innen in Richtung Wirbelsäule.
Beim linken Fuß verfahren Sie umgekehrt; drehen Sie aber auch hier den Fuß nach innen in Richtung Wirbelsäule. Diese Übung hilft gut gegen geschwollene Knöchel.

Kreisen: Untergriff (07)

Beim rechten Fuß stützen Sie die Ferse, wie gezeigt, mit der linken Hand und kreisen den Fuß mit der rechten Hand sanft nach innen in Richtung Wirbelsäule. Wechseln Sie die Handstellungen, wenn Sie den linken Fuß massieren.

Fuß-Kneten (08)

Halten Sie den Fußrücken zwischen den beiden Handinnenflächen. Drehen Sie Ihre Hände um den Fuß und ahmen Sie dabei die Bewegung der Räder einer Dampflok nach.

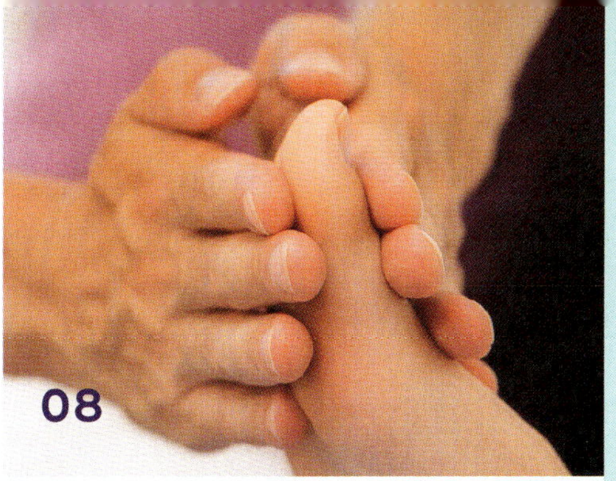

Brustkorb-Entspannung (09)

Drücken Sie beide Daumen auf die Fußsohle und massieren Sie den Fußrücken mit den Fingern beider Hände.

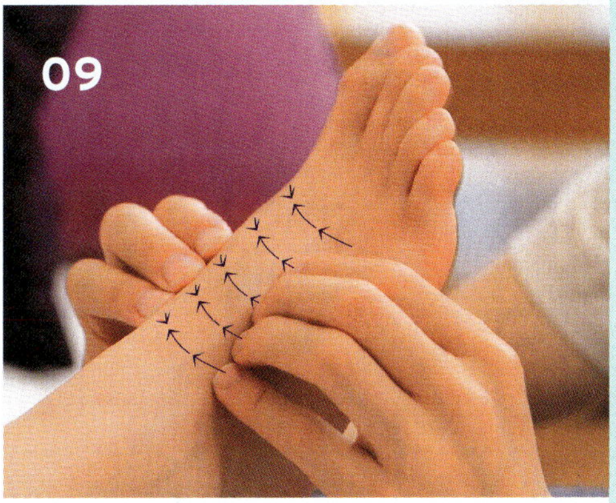

Lunge: Fußsohle (10)

Massieren Sie das Gebiet zwischen der Zwerchfelllinie und der Schulterlinie an der Fußsohle mit der Kriechtechnik.

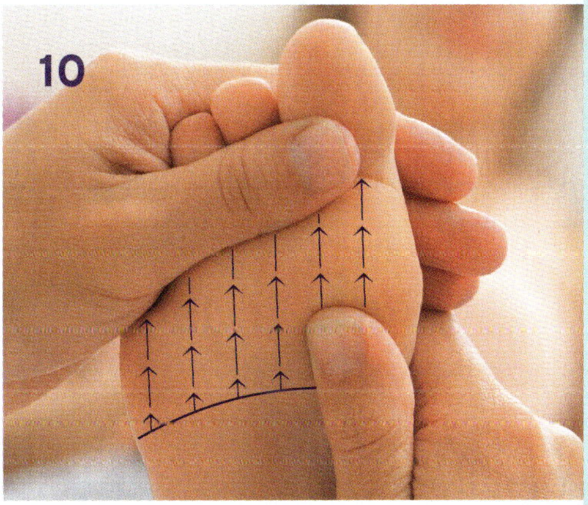

Lunge: Fußrücken (11)

Massieren Sie mit der Kriechtechnik den Fußrücken hinunter.

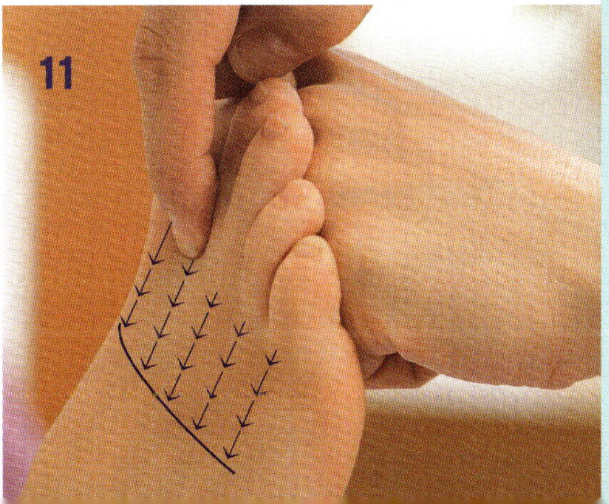

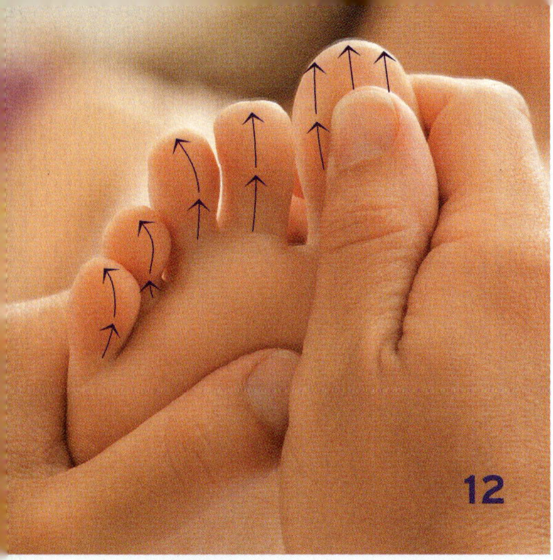

Nebenhöhlen (12)

Beim rechten Fuß halten Sie den Fußrücken mit der linken Hand und massieren mit dem rechten Daumen; beim linken Fuß kehren Sie die Handpositionen um. Beginnen Sie an der Basis des großen Zehs und massieren Sie alle Zehen in Kriechtechnik. Wenn Sie den kleinen Zeh erreichen, wechseln Sie die Hände und arbeiten in umgekehrter Richtung zurück.

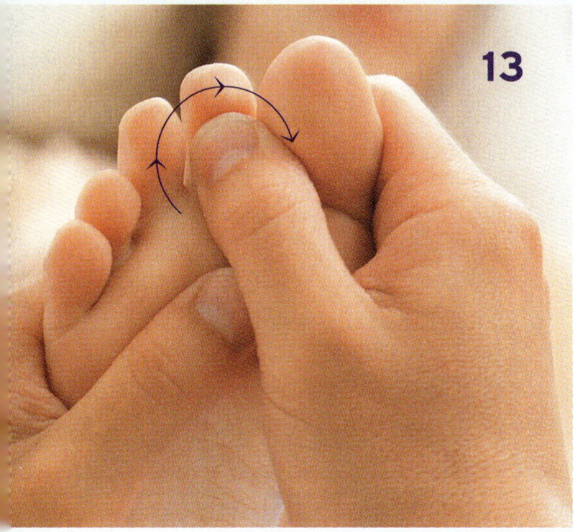

Auge (13)

Bearbeiten Sie den Augenreflexpunkt, der unter dem ersten Gelenk des zweiten Zehs liegt, mit der Drehtechnik. Beim rechten Fuß stützen Sie den Fußrücken mit der linken Hand und massieren den Zeh mit der rechten. Beim linken Fuß wechseln Sie die Hände.

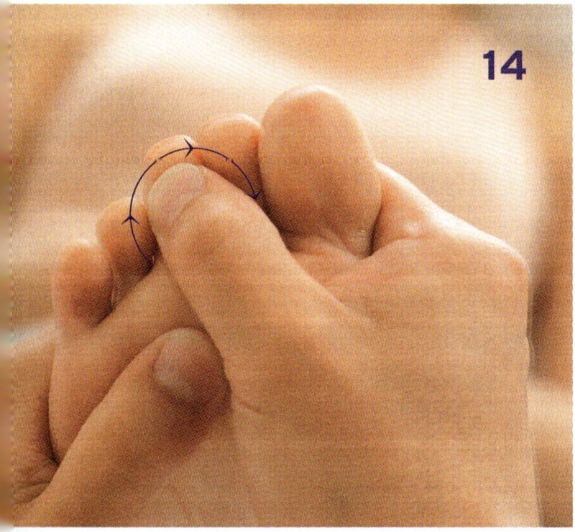

Ohr (14)

Der Ohrenreflex liegt unter dem ersten Gelenk des dritten Zehs. Massieren Sie auch diesen Punkt mit der Drehtechnik.

Kleinere Kopfpunkte

Die Reflexpunkte für die Zirbeldrüse, die Hirnanhangdrüse, den Hypothalamus, Nase und Hals liegen neben den Punkten der Nebenhöhlen auf dem großen Zeh. Sie massieren diese Punkte automatisch mit, wenn Sie die Punkte für die Nebenhöhlen behandeln.

Hals und Schilddrüse: Fußsohle (15)

Massieren Sie dreimal mit der Kriechtechnik die Basis der ersten drei Zehen (der Schulterlinie).

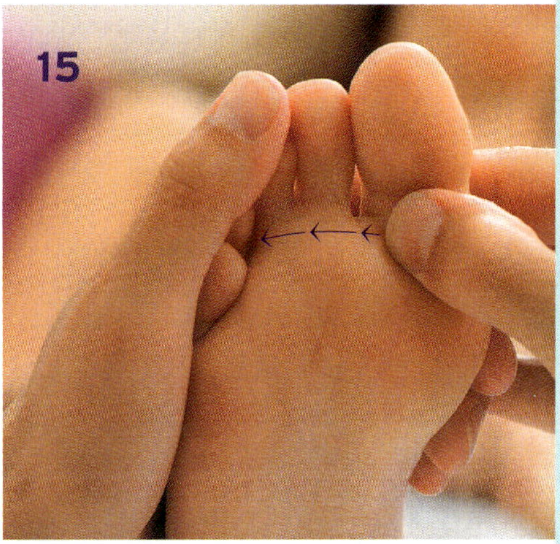

Hals und Schilddrüse: Fußrücken (16)

Massieren Sie mit der Kriechtechnik dreimal entlang der Basis der ersten drei Zehen auf dem Fußrücken.

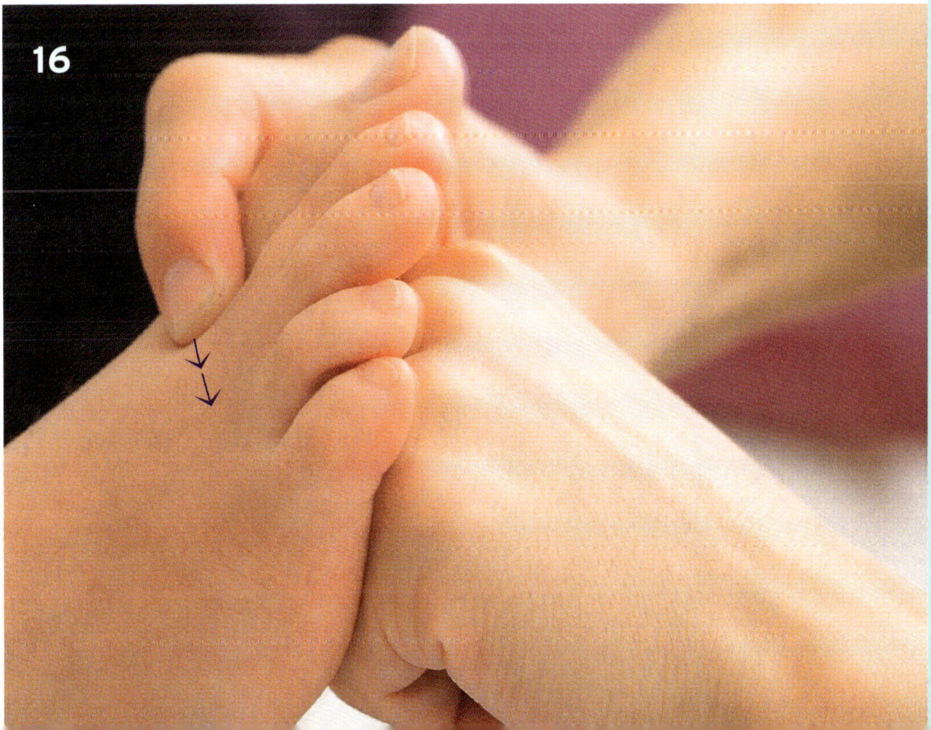

Steißbein, Hüfte und Becken (17)

Um die Steißbeinzone am rechten Fuß zu behandeln, halten Sie den Fußrücken mit der rechten Hand fest. Benutzen Sie die Kriechtechnik, um mit den vier Fingern der linken Hand die Innenseite der Ferse hinauf zu massieren.
Zur Behandlung von Hüft- und Beckenzone stützen Sie den rechten Fuß mit der linken Hand und massieren die Außenseite der Ferse mit Ihrer rechten. Wechseln Sie die Hände beim linken Fuß.

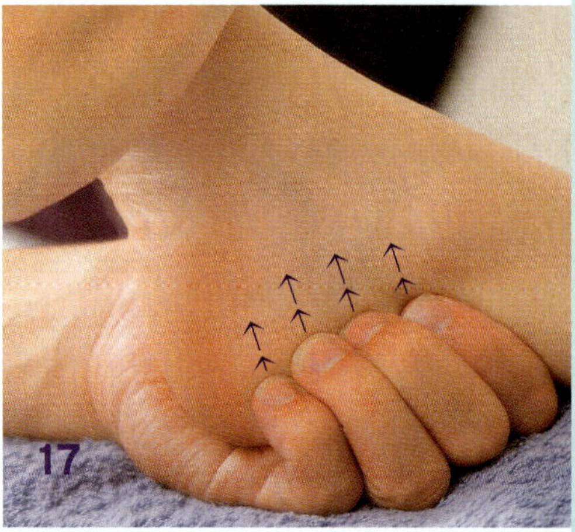

Wirbelsäule (18)

Massieren Sie mit der Kriechtechnik die Innenseite des Fußes bis zur Spitze des großen Zehs hinauf. Benutzen Sie den rechten Daumen am rechten Fuß und umgekehrt.

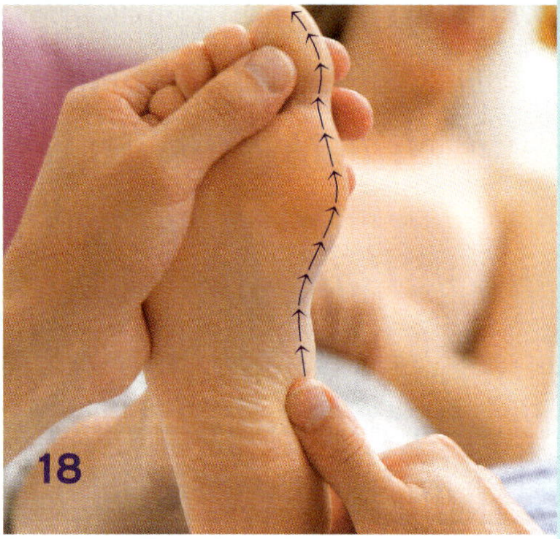

Halswirbelsäule (19)

Kehren Sie zum großen Zeh zurück, und massieren Sie mit dem Zeigefinger die Fußinnenseite hinauf.

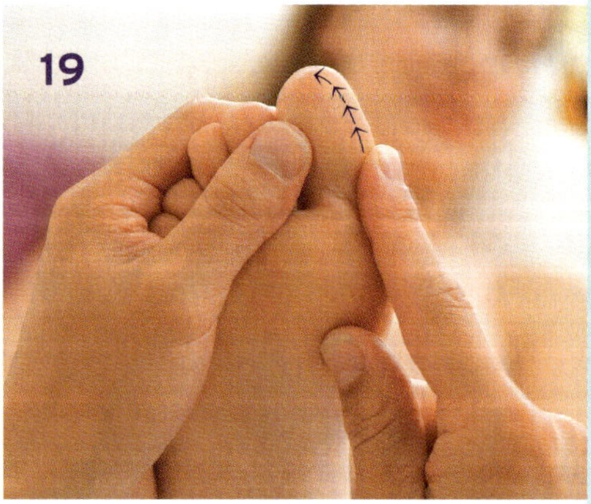

Chronischer Nackenschmerz (20)
Bearbeiten Sie mit der Kriechtechnik die Außenseite der ersten drei Zehen. Benutzen Sie am rechten Fuß den rechten Daumen und am linken Fuß den linken Daumen.

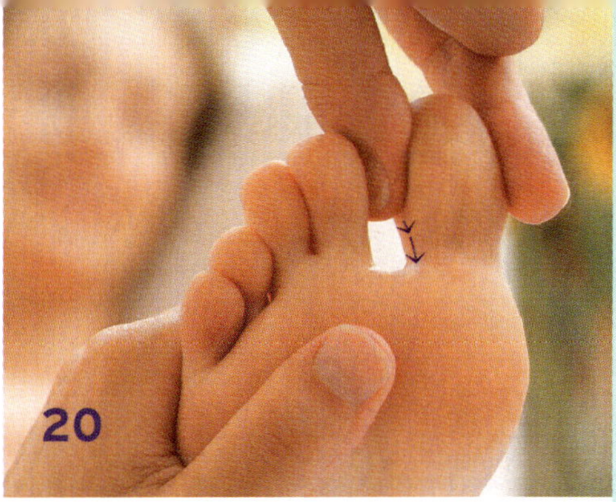

Gesicht (21)
Stützen Sie den rechten Fuß mit der linken Faust. Massieren Sie mit dem rechten Zeigefinger quer über die ersten drei Zehen. Nutzen Sie die Kriechtechnik! Wechseln Sie die Hände am linken Fuß.

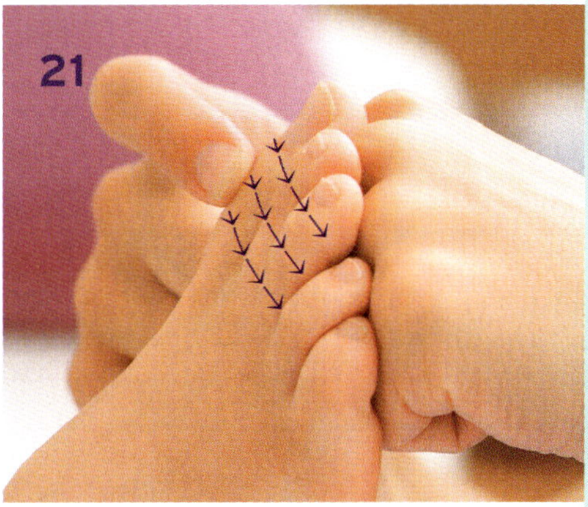

Wirbelsäule (unterer Bereich) (22)
Stützen Sie die Sohle mit dem Rücken der Hand, die nicht arbeitet. Massieren Sie an der Innenseite des Fußes hinunter.

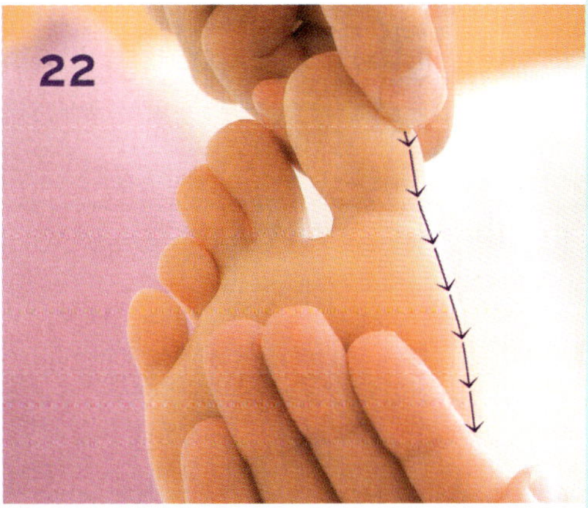

Schulter (23)
Umfassen Sie sanft den Fußrücken und massieren Sie mit dem Daumen schräg über die Zone nach außen. Wechseln Sie die Hände und kriechen Sie mit dem anderen Daumen nach innen.

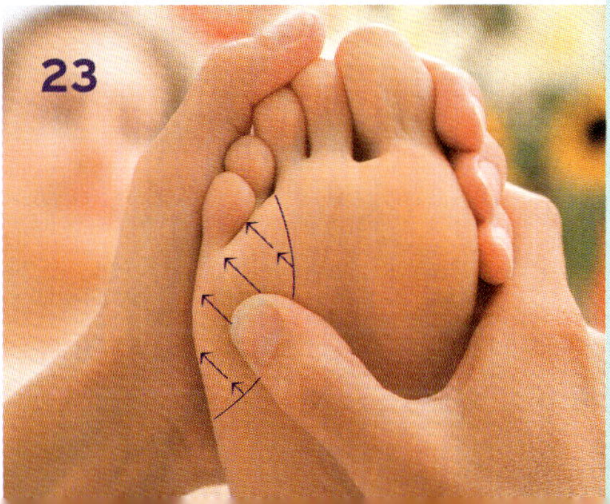

Knie und Ellbogen (24)

Bewegen Sie den Zeigefinger mit der Kriechtechnik über die dreieckige Reflexzone an der Außenseite des Fußes.

Primäres Sitzbein (25)

Nutzen Sie die Kriechtechnik, um mit dem Zeigefinger die Region hinter dem Fußknöchel und etwa 4 cm das Bein hinauf zu massieren.

Sekundäres Sitzbein (26)

Dieses Gebiet liegt unter der Ferse, auf halber Höhe zwischen der Beckenlinie und dem unteren Fußende. Massieren Sie zwei- bis dreimal von der Innenseite zur Außenseite des Fußes entlang dieser Linie. Wenden Sie dabei die Kriechtechnik an.

Leber (27 a & b)

Diese Reflexzone befindet sich nur am rechten Fuß. Stützen Sie den Fuß mit Ihrer linken Hand und bewegen Sie den rechten Daumen mit der Kriechtechnik quer darüber, von der Innenseite zur Außenseite (27 a).

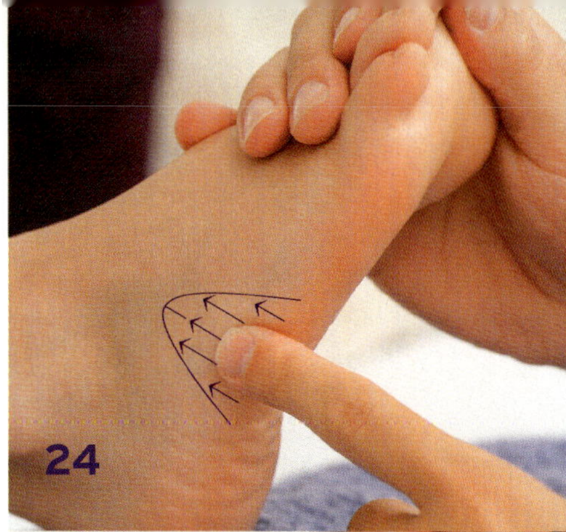

24

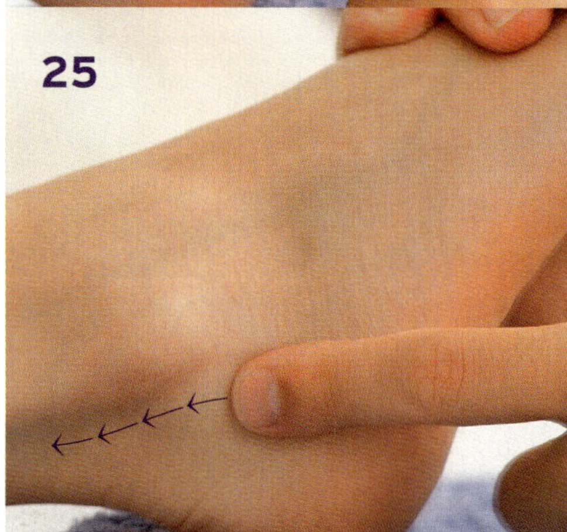

25

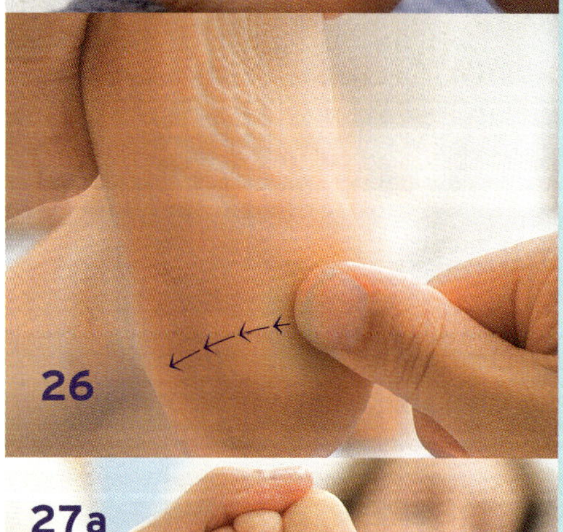

26

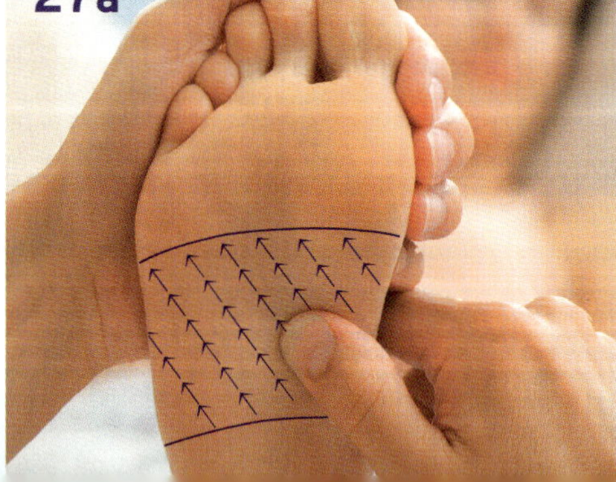

27a

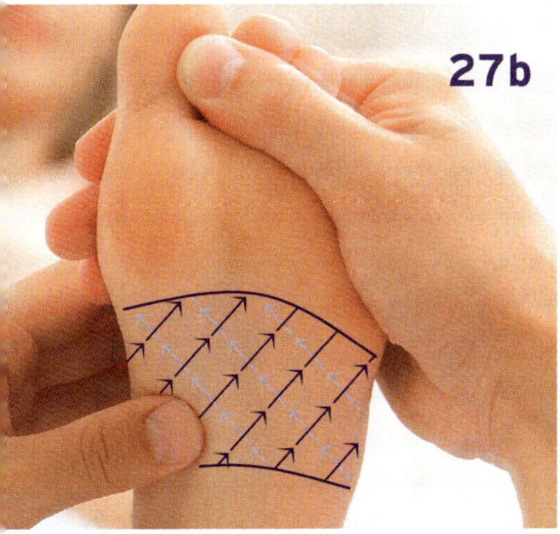
27b

Wechseln Sie die Hände und arbeiten Sie in die entgegengesetzte Richtung (27 b).

Ileozökalklappe (28)

Auch diese Zone kommt nur am rechten Fuß vor. Sie liegt unterhalb der Beckenlinie am äußersten Rand des Fußes. Benutzen Sie die Hakentechnik.

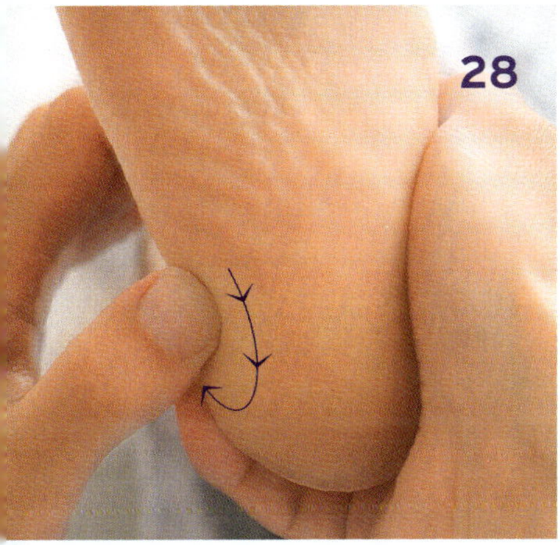
28

Darm (29 a & b)

Massieren Sie nur den rechten Fuß, um die Ileozökalklappe, den aufsteigenden und quer liegenden Dickdarm sowie den Dünndarm anzuregen.
Stützen Sie die Ferse mit der linken Hand und massieren Sie das Gebiet unter der Taillenlinie mit dem rechten Daumen von innen nach außen (29 a). Wechseln Sie die Hände und arbeiten Sie in umgekehrter Richtung (29 b).

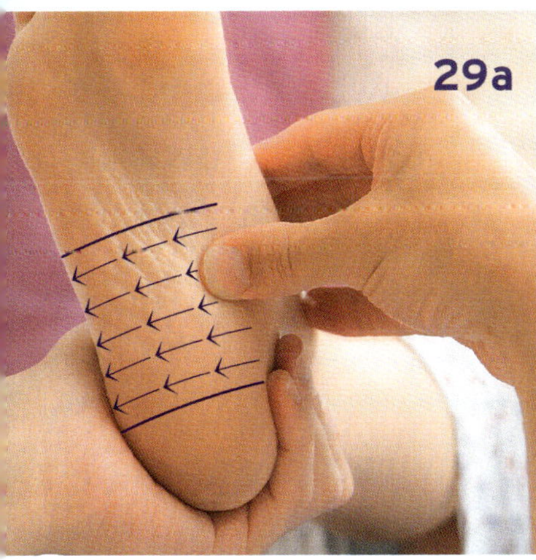
29a

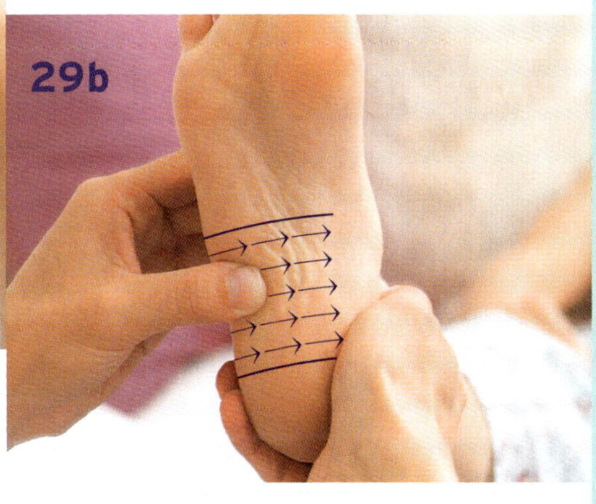
29b

Harnorgane (30)

Um Blase und Harnleiter anzuregen, massieren Sie mit der Kriechtechnik die Innenseite der Ligamentlinie hinauf zur Taillenlinie. Niere und Nebenniere liegen oberhalb der Schnittstelle von Taillen- und Ligamentlinie. Bearbeiten Sie diese Zone mit der Drehtechnik.

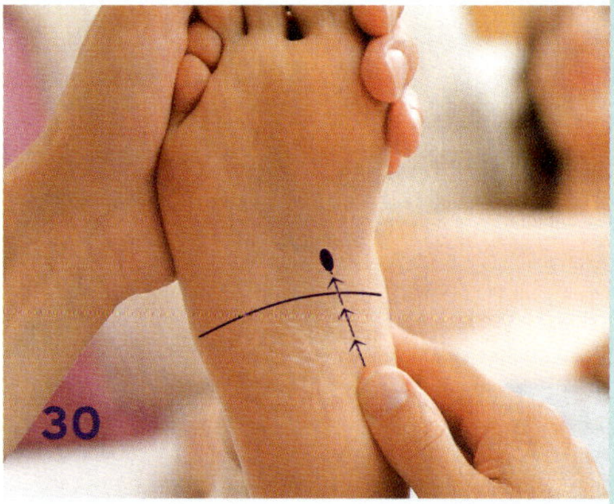
30

Gebärmutter / Prostata (31)

Stützen Sie den rechten Fuß mit der linken Hand und massieren Sie mit dem rechten Zeigefinger von der Fersenspitze zum inneren Fußknöchel. Der eigentliche Reflexpunkt für Gebärmutter- / Prostata liegt auf halber Höhe zwischen Ferse und Fußknöchel. Wechseln Sie für den linken Fuß Ihre Stützhand und massieren Sie mit dem linken Zeigefinger.

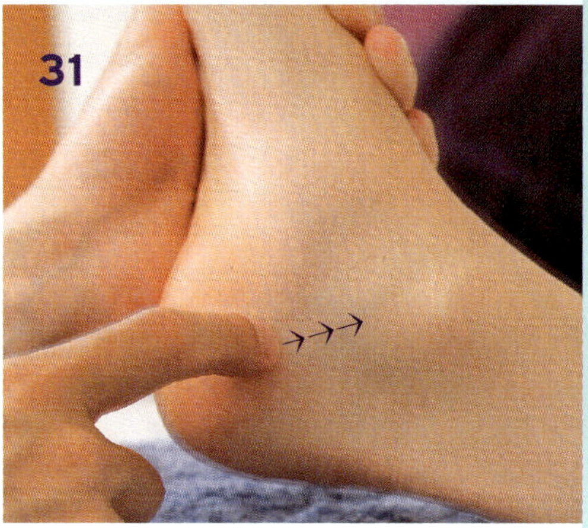
31

Eileiter / Samenleiter (32)

Stützen Sie die Fußsohle mit beiden Daumen, und drücken Sie sie in die Sohle hinein, während Sie mit Ring- und Zeigefinger beider Hände quer über den Fußrücken massieren. Wiederholen Sie diesen Vorgang zwei- bis dreimal.

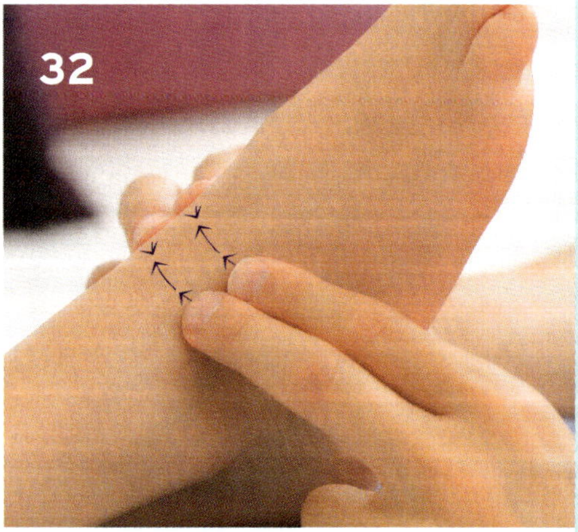
32

Eierstock / Hoden (33)

Sie gehen dabei ähnlich vor wie bei der Massage der Gebärmutter- / Prostata-Zone, nur dass Sie dieses Mal die Außenseite des Fußes massieren.
Stützen sie den rechten Fuß in Ihrer linken Hand, und massieren Sie mit dem rechten Zeigefinger von der Fersenspitze zum äußeren Fußknöchel. Die eigentlichen Reflexpunkte für Eierstock / Hoden liegen auf halber Höhe zwischen Ferse und Fußknöchel. Stützen Sie den linken Fuß mit Ihrer rechten Hand, und massieren Sie mit dem linken Zeigefinger.

Herz (34)

Die Hauptreflexzone für das Herz liegt nur auf dem linken Fuß. Es ist eine rechteckige Zone, die sich auf der Zwerchfelllinie unter den ersten drei Zehen befindet. Sie endet auf halber Höhe zwischen der Zwerchfell- und der Schulterlinie. Massieren Sie dieses Gebiet nicht öfter als dreimal, da es bereits beim Massieren der Lungenzone stimuliert worden ist.
Stützen Sie den Rücken des linken Fußes mit der rechten Hand. Massieren Sie mit dem linken Daumen quer über die Zone. Benutzen Sie die Kriechtechnik. Beginnen Sie unterhalb des großen Zehs und massieren Sie bis zum dritten Zeh. Nutzen Sie dann die Zwerchfell-Entspannung auf S. 142.

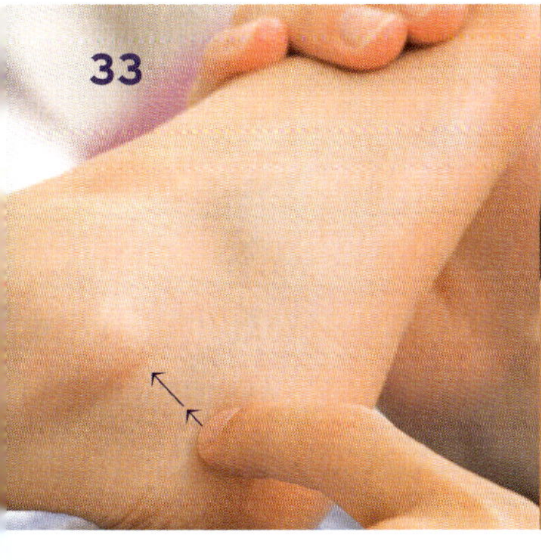

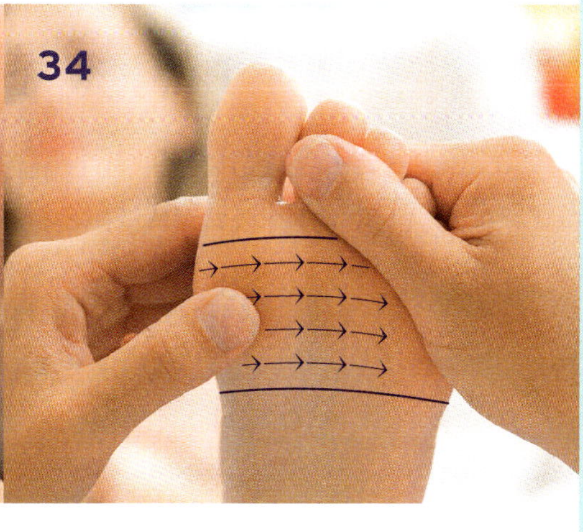

Magen (35)

Die Hauptreflexzone für den Magen liegt am linken Fuß zwischen der Zwerchfell- und der Taillenlinie.
Stützen Sie den linken Fuß mit der rechten Hand. Massieren Sie mit dem linken Daumen in schrägen Linien von innen nach außen über das markierte Gebiet. Wechseln Sie die Hände und arbeiten Sie mit dem rechten Daumen in die entgegengesetzte Richtung.

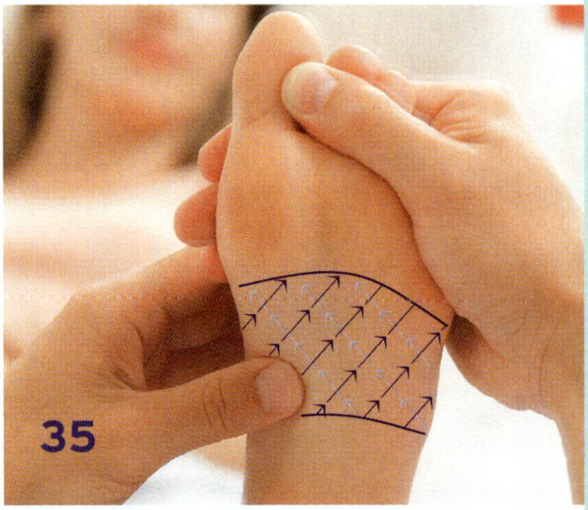

35

Darm (36)

Die Darmzone am linken Fuß umfasst den Dünndarm und den quer liegenden, absteigenden sowie – unterhalb der Beckenlinie (36) – den s-förmigen Dickdarm.
Stützen Sie die Ferse mit der rechten Hand und massieren Sie das Gebiet unterhalb der Taillenlinie mit dem Daumen von der Innen- zur Außenseite (36 a). Wechseln Sie die Hände und arbeiten Sie in die entgegengesetzte Richtung (36 b).

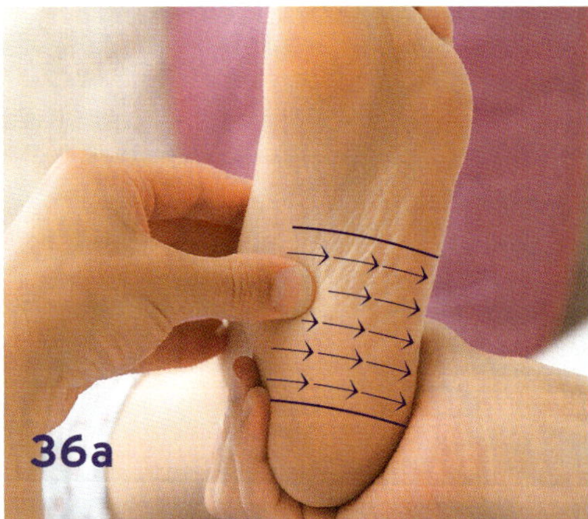

36a

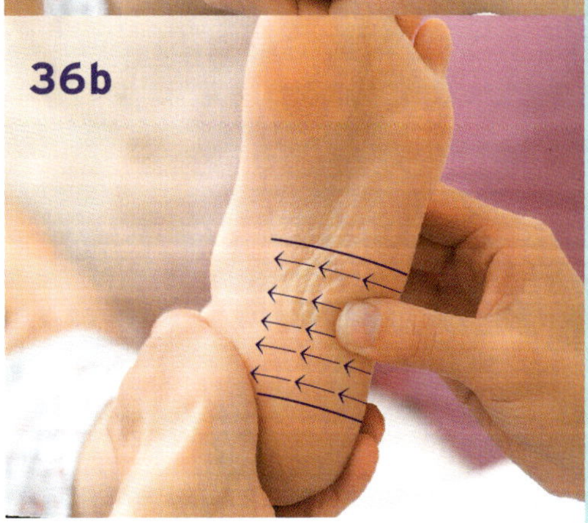

36b

S-förmiger Dickdarm (Sigmoideum) (37)

Diese v-förmige Reflexzone unterhalb der Beckenlinie befindet sich nur am linken Fuß. Halten Sie die Fersenbasis mit der rechten Hand und massieren Sie mit dem linken Daumen die v-förmigen Reflexzone in Richtung Fußaußenseite hinauf. Wechseln Sie die Hände und arbeiten Sie mit dem rechten Daumen in Richtung Fußinnenseite (37).

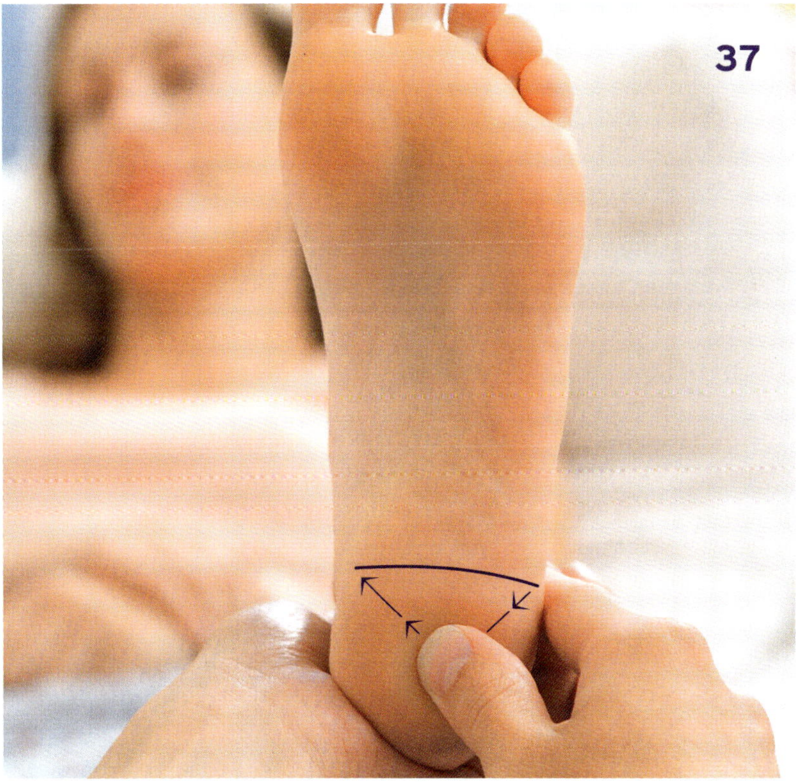

Nützliche Adressen

Wenn Sie Fragen haben oder weitere Informationen zu Büchern, Schaubildern und Videos über Reflexzonenmassage möchten, kontaktieren Sie die Autorin unter folgender Adresse:

Ann Gillanders Books
BSR (British School of Reflexology)
Sales Ltd
92 Sheering Road,
Old Harlow,
Essex CM17 0JW, UK
Tel.: +44 (0) 1 279 429 060
Fax: +44 (0) 1 279 445 234
E-Mail: ann@footreflexology.com
Website: www.footreflexology.com

Weitere Informationen über Aromatherapie, Homöopathie, Physiotherapie, Naturheilkunde und Massage erhalten Sie bei:

Deutschland
Bund Deutscher Heilpraktiker e. V.
Südstr. 11
48 321 Warendorf

Deutsche Gesellschaft für
Alternative Medizin
Großer Garten 4
30 938 Burgwedel
E-Mail: info@dgam.de

Deutsche Gesellschaft für
Chirotherapie
Geschäftsstelle
Max-Brod-Weg 14
70 437 Stuttgart-Freiberg

Deutscher Verband für
Physiotherapie
Deutzer Freiheit 72 – 74
50 679 Köln

Deutsche Volksgesundheitsbewegung e. V.
Gesundheitspolitischer
Verbraucherverband
(Naturheilmethoden)
Herrenwiese 125
47 169 Duisburg

Fachverband deutscher
Heilpraktiker e. V.
Maarweg 10
53 123 Bonn

Gesellschaft für Naturheilverfahren
und Komplementärmedizin
Robert-Koch-Str. 10
50 931 Köln

Zentralverband der Ärzte für
Naturheilverfahren e. V.
Alfredstr. 21
72 250 Freudenstadt

Österreich:
Academy of Reflexology
Austria
Achsengraben 12
A-4320 Pregarten

Österreichische Gesellschaft
Für Ganzheitliche Medizin
Gablenzgasse 7
A-1150 Wien

Schweiz:
Verband diplomierter Masseure
(VDMS)
Postfach 4242
CH-5001 Aarau

Weiterführende Literatur

Batmanghelidj, Faridun: *Wasser hilft. Allergien – Asthma – Lupus.* VAK Verlags GmbH 2001

Batmanghelidj, Faridun: *Wasser, die gesunde Lösung.* VAK Verlags GmbH 2002

Crammer, Dagmar von: *Säure-Basen-Balance. Topfit und gesund mit Leichtigkeit.* Gräfe und Unzer 1999

Davies, Patricia: *Aromatherapie von A–Z.* Goldmann 2001

Gillanders, Ann: *Heilen mit Reflexzonen-Massage. Stress abbauen, Schmerzen lindern, Krankheiten bekämpfen.* Bechtermünz Verlag 1996

Gillanders, Ann, und Kilborn, Anne (Hg.): *Reflexzonen-Massage für die ganze Familie.* Urania 1998

Gillanders, Ann: *Fußreflexzonenmassage mit Ann Gillanders.* Videokassette, 75 Minuten

Mabey, Richard: *Köstlichkeiten aus der Natur. Suchen – Sammeln – Zubereiten.* Heel 2003

Muth, Christa: *Reflexzonentherapie. Heilen mit Hand und Fuß.* Urania 1999

Samel, Gerti: *Aromastoffe.* Südwest-Verlag 2000

Wieshammer, Rainer Maria: *Verführen und Heilen mit Düften. Die Psychologie des Geruchssinns.* Goldmann 1999

Register

F weist auf Fuß-, **H** auf Handmassagen hin

Bildnachweis

Seiten 40, 72, 102 Image Source AG
Seite 60 GoodShoot
Seite 90, 134 ElectraVision
Seite 101 EyeWire

Massage-, Foodfotos und Umschlagrückseite: Dominic Blackmore, Gus Filgate, Mark Preston